Die Zusammensetzung

des

Kirschbranntweines.

Von

Dr. Karl Windisch.

(Sonderabdruck aus den „Arbeiten aus dem Kaiserlichen Gesundheitsamte“ Band XI.)

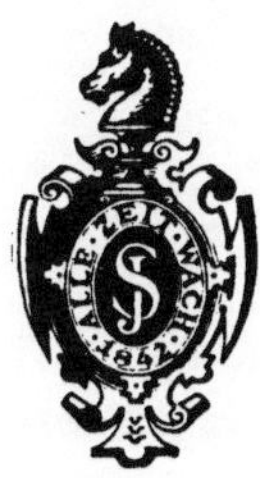

Springer-Verlag Berlin Heidelberg GmbH 1895

ISBN 978-3-662-32238-3 ISBN 978-3-662-33065-4 (eBook)
DOI 10.1007/978-3-662-33065-4

Inhalts-Verzeichniß.

I. Die Zusammensetzung der Kirschfrucht.

Ueber die Bestandtheile der reifen Kirschen findet man in der Literatur eine ganze Anzahl von Untersuchungen.

R. Fresenius[1]) giebt folgende Zahlen für die Zusammensetzung der ganzen Kirschfrucht an:

Bezeichnung	Wasser	In Wasser lösliche Stoffe					In Wasser unlösliche Stoffe			
		Zucker	Freie Säuren, als Aepfelsäure berechnet	Eiweiß	Pektin	Mineral-bestandtheile	Kerne	Schalen	Pektose	Mineral-bestandtheile
	%	%	%	%	%	%	%	%	%	%
Süße hellrothe Herzkirschen	75,37	13,11	0,35	0,85	2,29	0,60	5,48	0,45	1,45	0,09
Säuerliche sehr helle Herzkirschen	82,46	8,57	0,96	3,53		0,83	3,24	0,46	0,40	0,07
Süße schwarze Kirschen	79,70	10,70	0,56	0,96	—	0,60	5,73	0,37	0,66	0,08
Saure Kirschen (Weichselkirschen)	80,49	8,77	1,28	0,78	—	0,56	5,18	0,81	0,25	0,07

Die Untersuchungen von Th. Margold[2]) mit in Böhmen gewachsenen Kirschen führten zu folgenden Ergebnissen:

Bezeichnung:	Wasser	Zucker	Freie Säuren, als Aepfelsäure ber.	Eiweiß	Pektin	Mineral-bestandtheile	Kerne und Schalen
	%	%	%	%	%	%	%
Herzkirschen	73,55	11,37	0,44	0,83	1,98	0,93	6,89
Schwarze Kirschen	88,48	3,43	0,32	0,43	0,47	0,64	6,23
Weichselkirschen	85,71	6,39	1,30	0,40	0,57	0,35	5,28

Ziurek[3]) fand in einer nicht näher bezeichneten Kirschensorte 77,70% Wasser, 11,72% Zucker und 0,82% Eiweiß.

---

[1]) Annal. Chem. Pharm. 1857. **101.** 219.

[2]) Jahresbericht f. Agrikulturchemie 1861/62, S. 51.

[3]) Neue landwirthschaftl. Ztg. 1871, S. 960.

Den Reifestudien an Kirschen von C. Amthor[1]) sind die folgenden, auf völlig reife Kirschen bezüglichen Untersuchungsergebnisse entnommen. Von den einzelnen Theilen der Kirschfrucht enthielten:

	Wasser %	Trocken-substanz %	Verhältniß der Trockensubstanz zum Wasser (Wasser = 1)	Mineralbestandtheile berechnet auf		Phosphorsäure (P_2O_5) berechnet auf		Verhältniß der Phosphorsäure zur Asche (Phosphorsäure = 1)
				frische Substanz %	Trocken-substanz %	frische Substanz %	Trocken-substanz %	
Stiele	70,29	29,71	2,3	1,91	6,43	0,22	0,75	8,5
Kirschen ohne Stiele . .	83,45	16,55	5,0	1,48	2,95	0,09	0,54	5,4
Kerne	39,55	60,45	0,65	2,06	3,41	0,78	1,30	2,6
Fruchtfleisch mit den Steinschalen	84,81	15,19	5,6	0,45	2,90	0,07	0,47	6,1
Steinschalen	12,58	87,42	0,14	0,15	0,17	0,024	0,028	6,5

Eine völlig reife Kirsche wog im Durchschnitt 3,1244 g; sie enthielt 2,6070 g Wasser, 0,5170 g Trockensubstanz, 0,0152 g Mineralbestandtheile und 0,0028 g Phosphorsäure (P_2O_5). Ein Kern wog im Durchschnitt 0,0667 g und enthielt 0,0264 g Wasser, 0,0403 g Trockensubstanz, 0,00137 g Mineralbestandtheile und 0,00054 g Phosphorsäure (P_2O_5).

W. Keim[2]) stellte die Zusammensetzung der vollständig reifen Früh-Weichselkirschen wie folgt fest: Wasser 81,22 %, Trockensubstanz 18,78 %, Gesammtsäure, als Aepfelsäure berechnet, 0,46 %, Invertzucker 10,26 %, Mineralbestandtheile 0,739 %. Die Säuren der Kirschen bestanden aus Aepfelsäure und Citronensäure; an Zuckerarten waren Dextrose und Lävulose, sowie Spuren von Inosit, aber kein Rohrzucker vorhanden.

Die mittlere Zusammensetzung der Kirschfrucht wurde von J. König[3]) aus den Untersuchungen von R. Fresenius, Th. Margold, Ziurek und den nachher zu erwähnenden Versuchen von Bérard berechnet. Danach sind in 100 g Kirschen im Mittel enthalten: 79,82 g Wasser, 10,24 g Zucker, 0,91 g Gesammtsäuren, als Aepfelsäure berechnet, 0,67 g Eiweiß, 1,76 g Pektin, 6,07 g Kerne und Schalen und 0,78 g Mineralbestandtheile.

Die vorstehenden Untersuchungen beziehen sich auf die ganze, von den Stielen befreite Kirschfrucht, also mit Einschluß der Kirschsteine. In dem von den Steinen befreiten Kirschfleische fand Bérard[4]) 74,9 % Wasser, 18,1 % Zucker, 2,0 % Gesammtsäure, als Aepfelsäure berechnet, 0,6 % Eiweiß, 3,2 % Pektin und 1,1 % Schalen.

Ganz neuerdings führte P. Kulisch[5]) eine eingehende Untersuchung zweier Kirschensorten mit folgendem Ergebnisse aus:

---

[1]) Zeitschr. physiol. Chemie 1882/83. **7.** 197.

[2]) Wilhelm Keim, Studien über die chemischen Vorgänge bei der Entwickelung und Reife der Kirschfrucht, sowie über die Produkte der Gährung des Kirschsaftes und Johannisbeersaftes mit Einschluß des Farbstoffes von Ribes nigrum und Ribes rubrum. Inaugural-Dissertation Erlangen. Wiesbaden 1891 bei J. F. Bergmann. S. 30; auch Zeitschr. analyt. Chemie 1891. **30.** 420.

[3]) J. König, Chemie der menschlichen Nahrungs- und Genußmittel, 3. Auflage. Berlin bei Julius Springer. 1889. **1.** 774; 1893. **2.** 814.

[4]) Die Landwirthschaft von Boussingault. Deutsch von Gräger. 1851, S. 313.

[5]) Zeitschr. angew. Chemie 1894, S. 148.

In 100 g Fruchtfleisch waren enthalten Gramm:

Bezeichnung	Wasser	Trockensubstanz	Invertzucker	Rohrzucker	Säure, als Aepfelsäure ber.	Stickstoff	Eiweiß	Mineral-bestandtheile	Kali (K_2O)	Kalk (CaO)	Magnesia (MgO)	Phosphorsäure (P_2O_5)
Große braunrothe Knorpelkirschen	85,5	14,5	11,99	0,46	0,51	0,201	1,26	0,376	0,197	0,033	0,022	0,046
Bettenburger Glaskirschen .	78,6	21,4	15,38	—	0,99	0,182	1,14	0,411	0,198	0,022	0,019	0,056

In 100 g Asche waren enthalten Gramm:

Bezeichnung	Kali (K_2O)	Kalk (CaO)	Magnesia (MgO)	Phosphorsäure (P_2O_5)
Große braunrothe Knorpelkirschen	52,3	8,7	5,8	12,2
Bettenburger Glaskirschen	47,9	5,3	4,6	13,5

Von den Knorpelkirschen wog eine Frucht ohne Stiel im Mittel 3,80 g, ein Kern im Mittel 0,36 g, von den Glaskirschen wog eine Frucht ohne Stiel im Mittel 4,50 g, ein Kern 0,31 g.

Schließlich sind noch einige Untersuchungen von Kirschsaft oder süßer Kirschmaische zu erwähnen. Die Kirschsäfte des Handels sind hier ohne Interesse, da sie einen starken Zuckerzusatz erhalten haben. Von Bedeutung für die Beurtheilung der Zusammensetzung der Kirschfrucht sind nur die reinen, durch einfaches Auspressen des Fruchtfleisches der Kirschen gewonnenen Säfte. Derartige Fruchtsäfte sind nur selten Gegenstand der chemischen Untersuchung geworden, da sie keinen Handelsartikel bilden.

R. Kayser[1]) fand in 100 ccm Saft aus zwei Kirschensorten folgende Bestandtheile:

Saft aus	Extrakt g	Invertzucker g	Rohrzucker g	Säure, als Aepfelsäure ber. g	Pektinkörper g	Mineral-bestandtheile g	Kali (K_2O) g	Magnesia (MgO) g	Phosphorsäure (P_2O_5) g	Schwefelsäure (SO_3) g
Herzkirschen	18,00	13,82	0,68	0,79	0,15	0,42	0,220	0,009	0,031	0,005
Weichselkirschen	16,00	10,06	—	2,04	—	0,60	0,392	0,014	0,052	0,007

J. Moritz[2]) ermittelte in 100 ccm Kirschsaft 12,00 g Invertzucker und 1,28 g Säure, als Aepfelsäure berechnet; auf Rohrzucker wurde nicht geprüft. Ein von R. Goethe und J. Moritz[3]) untersuchter Kirschsaft enthielt 1,94 g Gesammtsäure, als Aepfelsäure berechnet, und 11,9 g Invertzucker (maßanalytisch bestimmt) in 100 ccm; die Polarisation war -4^{0} (Apparat von Steeg und Reuter).

W. Keim[4]) untersuchte zwei Kirschsäfte mit folgendem Ergebnisse (in der Keim'schen Abhandlung sind die Bestandtheile in Prozenten angegeben; gemeint sind wohl Gramme der einzelnen Stoffe in 100 ccm Kirschsaft).

[1]) Repert. analyt. Chemie 1883. **3.** 289.

[2]) Chem.-Ztg. 1887. **11.** 1726.

[3]) Der Obstgarten 1883. **5.** 188.

[4]) A. a. O. Seite 34; Zeitschr. analyt. Chemie 1891. **30.** 224.

Bezeichnung	Spezifisches Gewicht	In 100 ccm Saft sind enthalten Gramm:				Polarisation im 200 mm-Rohr Grade Wild
		Extrakt	Mineral-bestandtheile	Gesammtsäure, als Aepfelsäure berechnet	Invertzucker	
Kirschsaft I . .	1,0510	17,23	0,555	0,687	12,50	— 4,17°
Kirschsaft II . .	1,0525	17,92	0,638	0,429	13,23	— 4,30°

Neuerdings veröffentlichte H. Kremla[1]) die Ergebnisse der Untersuchung einer Anzahl reiner Kirschsäfte von süßen Kirschen. Der Extraktgehalt wurde mit Hülfe eines Balling'schen Saccharometers bei 17,5° C. bestimmt; das spezifische Gewicht wurde nicht unmittelbar bestimmt, sondern der Balling'schen Extrakttafel entnommen. Bei zwei Kirschsäften wurde auch der Extraktgehalt direkt, durch Eindampfen des Saftes und Trocknen des Verdampfungsrückstandes, bestimmt. Außerdem wurden noch einzelne andere Bestimmungen ausgeführt.

Laufende Nummer	Saft aus:	Spezifisches Gewicht bei 17,5° C.	Extrakt nach Balling	Gesammtsäure, als Aepfelsäure berechnet	Invertzucker
			g in 100 ccm Kirschsaft		
1.	Rothen Kirschen, gekeltert am 3. Juli 1888	1,0817	21,26	0,655	14,54
2.	„ „ „ „ 8. Juli 1888	1,0817	21,26	0,732	13,54
3.	Kirschen des Klosterneuburger Marktes, gekeltert am 19. Juni 1891	1,0745	19,37	0,313	13,40
4.	Dunkelrothe Kirschen aus einem Garten in Klosterneuburg, gekeltert am 13. Juni 1892	1,0639	16,60	0,465	10,06
5.	Rothe Kirschen aus demselben Garten wie Nr. 4, gekeltert am 18. Juni 1892.	1,0763	19,83	0,375	14,38
6.	Hellrothe Kirschen aus einem anderen Garten in Klosterneuburg, gekeltert am 27. Juni 1892	1,0755	19,63	0,439	14,00
7.	Kirschen des Klosterneuburger Marktes, gekeltert am 18. Juli 1892	1,0710	18,45	0,625	12,92
8.	Gelbe Kirschen aus demselben Garten wie Nr. 6, gekeltert am 17. Juni 1892.	1,0654	16,97	0,509	12,33
9.	Schwarze Kirschen, gekeltert Anfang Juli 1889 . . .	1,1023	26,68	0,732	16,90
10.	„ „ aus demselben Garten wie Nr. 4, gekeltert am 28. Juni 1892	—	—	0,491	16,98
11.	Schwarze Kirschen aus einem anderen Garten in Klosterneuburg, gekeltert am 4. Juli 1892	1,1015	26,48	0,759	17,26

Die direkte Extraktbestimmung in dem Kirschsafte Nr. 1 ergab 20,84 g in 100 ccm; in dem Kirschsafte Nr. 10 ergab sie 26,41 g in 100 ccm. Der Kirschsaft Nr. 1 enthielt außer den genannten Stoffen:

	Stickstoff	Asche	Kali (K_2O)	Kalk (CaO)	Magnesia (MgO)	Schwefelsäure (SO_3)	Phosphorsäure (P_2O_5)
Gramm in 100 ccm:	0,0675	0,568	0,3057	0,0292	0,0259	0,0060	0,0270
Prozente der Asche:	—	—	53,8	5,1	4,6	1,1	4,8

Der Kirschsaft Nr. 2 enthielt 0,0668 g Stickstoff in 100 ccm; Nr. 4 war frei von Rohrzucker; Nr. 5 enthielt 0,399 g Mineralbestandtheile in 100 ccm und war frei von Rohrzucker; Nr. 6 enthielt 0,576 g Mineralbestandtheile in 100 ccm und keinen Rohrzucker.

[1]) Zeitschr. Nahrungsm.-Unters., Hyg. u. Waarenkunde 1893. 7. 365.

Von den bei der Herstellung des Saftes Nr. 11 benutzten Kirschen wog eine Kirsche ohne Stiel im Durchschnitt 3,77 g mit 25,7 % Trockensubstanz; das mittlere Gewicht eines Kernes betrug 0,34 g mit 71,5 % Trockensubstanz.

Ueber die Mineralbestandtheile der Sauerkirschen theilt J. König[1]) mit, daß die ganzen Früchte (einschließlich der Steine) 2,20 % Reinasche in der Trockensubstanz enthalten. Die Reinasche enthält 51,85 % Kali (K_2O), 2,19 % Natron (Na_2O), 7,47 % Kalk (CaO), 5,46 % Magnesia (MgO), 1,98 % Eisenoxyd (Fe_2O_3), 15,97 % Phosphorsäure (P_2O_5), 5,09 % Schwefelsäure (SO_3), 9,04 % Kieselsäure (SiO_2), 1,35 % Chlor (Cl).

Der Zucker der Kirschen besteht hauptsächlich aus Dextrose und Lävulose in wechselndem Verhältniß. Rohrzucker kommt entweder gar nicht oder nur in sehr kleinen Mengen in den Kirschen vor; H. Buignet[2]) fand zwei Kirschensorten, englische Kirschen mit 10,00 % Invertzucker und 0,661 % Asche und Herzkirschen mit 8,25 % Invertzucker und 0,608 % Asche, frei von Rohrzucker. Auch W. Keim[3]) stellte die Abwesenheit des Rohrzuckers in den Kirschen fest; andere Forscher, z. B. Kayser und Kulisch (s. vorher), fanden dagegen Rohrzucker oder vielmehr einen Stoff, der nach dem Invertiren Kupferlösungen reduzirte. Nach J. Boussingault[4]) enthalten die Kirschen erhebliche Mengen eines Stoffes, der Kupferlösungen reduzirt, aber weder durch die den Kirschen anhaftende Hefe noch durch Bierhefe vergährbar ist.

Aus den mitgetheilten Zahlen ergibt sich, daß die Zusammensetzung der Kirschen eine sehr schwankende ist. Wohl eben so stark wie die Unterschiede der einzelnen Spielarten wirken hier die Witterungsverhältnisse mit. Namentlich der Zuckergehalt, der bei der Beurtheilung der Kirschen als Material zur Branntweinbereitung in erster Linie zu berücksichtigten ist, bewegt sich innerhalb weiter Grenzen. König gibt den Zuckergehalt der Kirschen zu 4 bis 18 % an. Auch die übrigen Bestandtheile der Kirschen schwanken innerhalb ähnlicher Grenzen, insbesondere der Säuregehalt; diese Stoffe sind aber für die Darstellung des Kirschbranntweines von geringerer Bedeutung.

II. Die Darstellung des Kirschbranntweines.

Ueber die Darstellung des Kirschbranntweines finden sich in der Literatur nur spärliche Angaben. Es rührt dies wohl daher, daß die Kirschbranntweinbrennerei keine Großindustrie ist und nur innerhalb beschränkter Gebiete in kleinem, meist sogar in kleinstem Maaßstabe betrieben wird; sie liegt fast ausnahmslos in den Händen kleiner Landwirthe, die zum Theil jährlich nur wenige Liter Kirschbranntwein darstellen. Der größte Theil des Kirschbranntweines wird in der Schweiz, in Südwest-Deutschland und in Südostfrankreich gewonnen.

Von den Schweizer Kantonen[5]) sind vorzugsweise Basel, Bern, Aargau, Freiburg, Graubündten, St. Gallen, Luzern, Unterwalden, Solothurn, Schwyz, Wallis, Waadt, Zug und Zürich betheiligt. Die bedeutendsten Betriebe befinden sich in Basel (2 Anstalten), Luzern (2), Schwyz (3) und Zug (3); die übrigen sind nur klein und zum Theil in den

---

[1]) J. König, Chemie der menschlichen Nahrungs- und Genußmittel. 3. Aufl. 1893. **2.** 816.

[2]) Annal. chim. phys. [3]. 1861. **61.** 233.

[3]) Zeitschr. analyt. Chemie 1891. **30.** 401.

[4]) Annal. chim. phys. [4]. 1866. **8.** 210; 1867. **11.** 434.

[5]) Weinlaube 1891. **23.** 19.

Händen von Bauern, die nur ihren Hausbedarf an Kirschbranntwein herstellen. Man verwendet in der Schweiz schwarze oder rothe Kirschen, mit Vorliebe die ersteren, da sie einen feineren Branntwein liefern und ausgiebiger sind. Die Kirschen werden sorgfältig gereinigt, die Stiele entfernt und die Früchte in Holzfässer gepackt, in denen sie, je nach der Temperatur, 5 bis 8 Wochen gähren. Ein Zusatz von Hefe wird nicht gemacht; die Gährung wird vielmehr durch die den Früchten anhaftenden Hefekeime hervorgerufen. Nach Beendigung der Gährung wird die vergohrene Masse destillirt. Die größeren Betriebe haben Blasen von 10 bis 12 hl Inhalt, sie destilliren mit wenigen Ausnahmen durch Dampf, welcher zwischen den doppelten Wandungen der Destillirblase durchgeleitet wird. Die Kleinbetriebe haben Blasen von viel geringerem Rauminhalt; dieser geht bis unter $^1/_2$ hl herab. Die Destillation erfolgt hier über freiem Feuer.

Einem älteren Berichte von H. Schwarz[1]) über die Bereitung des Schweizer Kirschwassers ist zu entnehmen, daß meistens die kleinen schwarzen Waldkirschen, die sehr zuckerreich sind, verwendet werden. Die völlig reifen Kirschen werden in großen Mörsern gestoßen. Will man dem Kirschbranntwein ein starkes Aroma geben, so muß man auch die Steine zerkleinern. Diese enthalten ein Glykosid, das Amygdalin $C_{20}H_{27}NO_{11}$, das unter dem Einflusse eines ebenfalls in den Kernen (Samen) der Steinobstarten enthaltenen pflanzlichen Enzyms, des Emulsins, sich unter Aufnahme von Wasser in Traubenzucker, Blausäure und Bittermandelöl (Benzaldehyd) spaltet:

$$C_{20}H_{27}NO_{11} + 2H_2O = C_6H_5CHO + 2C_6H_{12}O_6 + HCN.$$

Bittermandelöl und Blausäure gelangen bei der Destillation in den Kirschbranntwein und tragen zur Bildung des Aromas desselben bei. Gewöhnlich wird nur $^1/_3$ der Kirschsteine zerstoßen. Die zerkleinerte Masse wird in bedeckten Gefäßen 3 bis 4 Wochen der Selbstgährung überlassen, indem man, um das Entweichen der bei der Gährung entstehenden Kohlensäure zu erleichtern, jeden Tag zwei- bis dreimal tüchtig umrührt. Sobald die Masse ruhig wird, ist die Gährung beendigt. Man bringt die vergohrene Kirschmaische in eine geräumige Destillirblase und destillirt den Branntwein ab. Wenn nur eine einfache Blase angewandt wird, erhält man ein sehr alkoholarmes Destillat, das durch nochmalige Destillation oder Rektifikation verstärkt und auf den Alkoholgehalt gebracht werden muß, den man im Handel für den Kirschbranntwein fordert. Der Kirschbranntwein erlangt, wie alle sogenannten Qualitätsbranntweine, sein feinstes Aroma erst durch längeres Lagern.

In Deutschland wird Kirschbranntwein fast ausschließlich in Baden (im Schwarzwald), Elsaß-Lothringen und in Württemberg dargestellt. Ueber die badische Kirschbranntwein-Industrie, die sich noch mehr als in der Schweiz aus zahlreichen, für den Wohlstand vieler Landleute bedeutungsvollen Kleinbetrieben zusammensetzt, liegen bemerkenswerthe Angaben von J. Neßler[2]) sowie von J. Neßler und M. Barth[3]) vor. In Baden, insbesondere im Rench- und Kinzigthale, wird der feinste Kirschbranntwein aus den schwarzen wilden Kirschen gewonnen. Diese werden in Gährbottiche eingestampft, der Selbstgährung überlassen und nach längerer Zeit aus geeigneten Destillirblasen entweder über freiem Feuer oder viel seltener mit Hülfe von Wasserdampf „abgebrannt"; gewöhnlich bestehen der Helm der Destillirblase und

[1]) Dingler's polytechn. Journ. 1864. **172.** 239.

[2]) Arch. Pharm. [3]. 1881. **19.** **161.**

[3]) Zeitschr. analyt. Chemie 1883. **22.** 33.

die Kühlschlange aus Kupfer. Wird die Destillation über freiem Feuer so lange fortgesetzt, bis das Destillat den gewöhnlichen Alkoholgehalt des Kirschbranntweines, etwa 50 Maßprozent, besitzt, so brennt oft gegen Ende des Abtriebes die dicke Fruchtmaische am Boden und an den Wänden der Blase an; dadurch wird das Destillat opalisirend oder trübe und erhält einen brenzlichen Geruch und Geschmack. Manchen Brennern gelingt es zwar, durch einmalige Destillation einen genügend hochprozentigen, vollkommen klaren Branntwein zu erzielen, der dann ganz besonders reich an Fruchtgeruch und -Geschmack ist. Im Allgemeinen aber wird das erste Destillat, der sogenannte Rohbrand, mit kleineren oder größeren Mengen vergohrener Maische gemischt und nochmals destillirt. Hierbei wird im ersten Theile des Destillates ein Branntwein von 55 bis 60 Maßprozent Alkohol gewonnen; später wird der Alkoholgehalt stetig geringer. Ist der letzte Theil des Destillates klar und wohlschmeckend, so wird er mit dem ersten Antheile so weit gemischt, daß man einen Branntwein von der gewöhnlichen Stärke erhält. Ist der Nachlauf aber trüb und schlechtschmeckend, so fängt man das erste Destillat gesondert auf und verdünnt es mit Wasser auf den gewöhnlichen Alkoholgehalt. Der Nachlauf wird bei einer folgenden Destillation der „weingaren" Maische zugesetzt. Der „Rohbrand" kommt hiernach nur selten in den Handel, da er trotz starken Fruchtgeschmackes oft etwas scharf und nicht rein genug schmeckt.

Bei der Darstellung des feinsten Kirschbranntweines werden die Steine nicht zerstoßen, da durch den Bittermandelgeruch der Fruchtgeruch zu sehr verdeckt wird. In manchen Ländern verlangt man aber von dem Kirschbranntweine einen starken Bittermandelgeruch und -Geschmack; um diesen Anforderungen zu entsprechen, und weil ein solcher Branntwein sich mehr zu starkem „Strecken" mit Weingeist und Wasser eignet, wird von einzelnen Brennern ein Theil der Kirschsteine zerstoßen.

Weitere Mittheilungen über die Darstellung des Kirschbranntweines, welche für die Untersuchung und Beurtheilung desselben von Wichtigkeit sind, finden sich in **Muspratt's** Chemie[1]). Danach werden im Schwarzwald die schwarzen Waldkirschen, in der Schweiz aber nur die großen rothen und schwarzen Kirschen verwendet. Meist sollen die Kirschsteine theilweise zerstampft werden, und zwar gewöhnlich $^1/_6$ der Gesammtmenge; an manchen Orten unterläßt man aber das Zerkleinern der Steine, weil das in den Samen enthaltene Fett dem Branntweine einen schlechten Geschmack ertheilen soll. Der Fruchtbrei wird in Fässern oder cementirten Gruben der Selbstgährung überlassen, die 8 bis 14 Tage dauert. Die Destillation wird meist erst während des Winters ausgeführt, da der Wohlgeschmack des Branntweines erfahrungsgemäß durch längeres Lagern der vergohrenen Maische erhöht wird.

Bei der Destillation wird der zuerst übergehende Antheil, der Vorlauf, in die Blase zurückgegeben, da hierdurch der Geschmack verbessert werden soll. Die Destillation wird soweit getrieben, bis das Destillat die gewöhnliche Stärke des Kirschbranntweines erlangt hat; was dann noch übergeht, der Nachlauf, wird nochmals zu der nächsten Blasenfüllung gegeben. Um bei direkter Feuerung das Anbrennen der Trester zu verhindern, muß man die Masse während des Anwärmens kräftig umrühren; erst wenn die Flüssigkeit zu sieden beginnt, wird der Helm aufgesetzt. Dadurch gehen ohne Zweifel nicht allein erhebliche Mengen Alkohol, sondern auch solche leichtsiedende Stoffe verloren, die einen Theil des Bukets der Branntweine ausmachen.

[1]) **Muspratt's** theoretische, praktische und analytische Chemie von F. Stohmann und Bruno Kerl. Braunschweig bei Friedrich Vieweg und Sohn. 4. Aufl. 1888. 1. 613.

Einzelheiten mehr technischer Natur über die Darstellung des Kirschbranntweines findet man bei Siemens[1]), P. Behrend[2]) und in den Handbüchern von J. Bersch[3]), sowie namentlich von R. Ulbricht und L. von Wágner[4]); daselbst werden Gährbottiche und Destillirapparate beschrieben, welche für die Verarbeitung des Steinobstes besonders geeignet sind. Darauf soll hier nicht weiter eingegangen werden.

Aus dem Vorstehenden ist zu ersehen, daß die verschiedenen Angaben über die Darstellung des Kirschbranntweines nicht völlig mit einander übereinstimmen; insbesondere wird die Frage, ob die Kirschsteine theilweise oder gar nicht zerstoßen werden, verschieden beantwortet, und auch bezüglich des bei der Destillation eingehaltenen Verfahrens (Ausschaltung gewisser Theile des Destillates) gehen die Angaben auseinander. Dies rührt offenbar daher, daß die Arbeitsweise in den verschiedenen Gegenden und selbst in den einzelnen Brennereien desselben Landstriches eine sehr verschiedenartige ist. Darin stimmen aber alle Berichte überein, daß die Verfahren zur Herstellung des Kirschbranntweines mit wenigen Ausnahmen äußerst primitiv sind. Dies ist leicht verständlich, da man aus den Kirschen nicht reinen Weingeist, sondern einen Qualitätsbranntwein von eigenartigem Geruch und Geschmack erzeugen will. Würde man die Herstellungsweise des Kirschbranntweines in ähnlicher Weise verbessern, wie dies im Laufe der Jahre mit den sogenannten Industriebranntweinen geschehen ist, also z. B. eine vervollkommnete Destillation, eine Rektifikation, einführen, so ginge dem Erzeugnisse der Charakter als Fruchtbranntwein ganz oder zum Theil verloren. Die Bestrebungen der rationell arbeitenden Brenner gehen nur dahin, einen Kirschbranntwein zu erzielen, der dem Geschmacke der Abnehmer zusagt, und dazu gehört, daß derselbe eine gewisse Menge von Nebenbestandtheilen, die von Natur in der vergohrenen Maische vorhanden sind, enthält. Man wird daher in den Kirschbranntweinen, auch in den feinsten und theuersten, außer Aethylalkohol und Wasser, noch andere Stoffe erwarten dürfen, die den Kirschbeanntweinen ihre besonderen Eigenschaften verleihen; man wird sehen, daß schon aus der Art der Darstellung des Kirschbranntweines eine Anzahl von Verunreinigungen vorausgesehen werden kann.

Ueber die Vergährung der Kirschmaischen liegen nur wenige Untersuchungen vor. Am ausführlichsten hat sich J. Boussingault[5]) mit diesem Gegenstande befaßt. Zu seinem ersten Versuche verwandte er Kirschen mit 15,84 Gewichtsprozent Invertzucker; Boussingault bezeichnete die Kupferlösung reduzirende Zuckerart der Kirschen als Glukose, da man sie zu der Zeit noch als identisch mit dem Traubenzucker ansah. Die aus diesen Kirschen nach dem Zerquetschen hergestellte vergohrene Maische enthielt in der trüben, von Steinen und Schalen befreiten Flüssigkeit 4,92 Gewichtsprozent Invertzucker und 6,68 Gewichtsprozent Alkohol. 190,44 kg Kirschen mit 30,16 kg Invertzucker gaben 172,95 kg vergohrene Maische mit 7,30 kg Invertzucker und 9,92 kg Alkohol; durch Destillation wurden aus der vergohrenen Maische 23 Liter Kirschbranntwein mit 8,91 kg Alkohol gewonnen.

Einen zweiten Gährversuch stellte Boussingault mit sogenannten „Merises", den kleinen schwarzen Waldkirschen, an. Er zerquetschte die Kirschen, ohne einen Stein zu zer-

[1]) Siemens, Beiträge zur Obstbenutzung. Stuttgart 1860.

[2]) P. Behrend, Kurzgefaßte Anleitung zum praktischen Brennereibetrieb. Stuttgart 1885, bei Eug. Ulmer.

[3]) Josef Bersch, Die Spiritusfabrikation und Preßhefefabrikation. Berlin 1881, bei Paul Parey.

[4]) R. Ulbricht und L. von Wágner, Handbuch der Spiritusfabrikation. Weimar 1888, bei Bernh. Friedr. Voigt.

[5]) Annal. chim. phys. [4]. 1866. S. 210.

kleinern, und drückte zur Entfernung der Steine die Masse durch ein Leinentuch. Der trübe Kirschsaft von sehr süßem Geschmack und Bittermandelgeruch hatte das spezifische Gewicht 1,0910; in 1 Liter desselben waren 271,66 g Invertzucker, 9,34 g Säure, als Aepfelsäure[1]) berechnet, und 0,0404 g Ammoniak. Dieser Saft wurde in einer Glasflasche der Selbstgährung überlassen. Nach der Gährung hatte er das spezifische Gewicht 1,0722 und enthielt in 1 Liter 112,13 g Invertzucker, 84,40 g Alkohol, 10,65 g Säure, als Aepfelsäure berechnet, und 0,02 g Ammoniak. 11,5 Liter Kirschsaft mit 3124,09 g Invertzucker, 107,41 g Säure, als Aepfelsäure berechnet, und 0,4646 g Ammoniak gaben 10,694 Liter vergohrene Kirschmaische mit 1199,12 g Invertzucker, 902,40 g Alkohol, 102,94 g Säure, als Aepfelsäure berechnet, und 0,2139 g Ammoniak.

Bei einem dritten Versuche brachte Boussingault 8,52 kg schwarze Kirschen, ohne sie zu zerdrücken, mit den Steinen in eine Glasflasche. Nach wenigen Tagen sammelte sich am Boden der Flasche eine dunkelrothe Flüssigkeit, die sich allmählich vermehrte und die Kirschen auslaugte. Nach der Beendigung der Gährung war die Flüssigkeit rothviolett und roch stark nach Blausäure; die Kirschen waren braun, hatten ihre Gestalt beibehalten und die Kirschsteine waren noch an ihrem Platze. Durch Abtropfenlassen der Flüssigkeit wurden 3,440 kg Kirschen und 4,677 kg Saft erhalten. Die Untersuchung ergab folgendes: In 1 kg der angewandten Kirschen waren 158,36 g Invertzucker, 4,17 g Säure, als Aepfelsäure berechnet, und 0,032 g Ammoniak enthalten; Rohrzucker bezw. Stoffe, die durch Inversion in reduzirenden Zucker umgewandelt werden, waren nicht vorhanden. 1 kg der vergohrenen Kirschen enthielt 27,05 g Invertzucker, 29,78 g Alkohol und 5,09 g Säure, als Aepfelsäure berechnet; der Ammoniakgehalt wurde nicht bestimmt. In 1 kg der vergohrenen, abgetropften Flüssigkeit waren 81,73 g Invertzucker, 62,37 g Alkohol, 7,07 g Säure, als Aepfelsäure berechnet, und 0,052 g Ammoniak enthalten.

Aus den vorstehenden Untersuchungen von Boussingault, die deshalb hier im Einzelnen vorgeführt wurden, weil sie für die Beurtheilung der Kirschbranntweine von Bedeutung sind, ergeben sich mehrere bemerkenswerthe Thatsachen. Zunächst ist der „Invertzucker" in allen Versuchen nur zum Theil vergohren, im ersten Versuche zu etwa $^3/_4$, im zweiten und dritten Versuche zu etwa $^2/_3$. Später[2]) bestätigte Boussingault dieses Ergebniß durch die Untersuchung von drei Kirschweinen, d. h. vergohrenen und klar filtrirten Kirschsäften; er fand in ihnen 42 g, 39 g und 46 g „Invertzucker" im Liter; dabei waren die Maischen vollständig ausgegohren. Daraus ist zu schließen, daß der fragliche Stoff nicht Invertzucker war, denn dieser vergährt, wie man bei den ausgegohrenen Weinen sieht, entweder vollständig oder bis auf wenige Zehntelprozente. Nach diesen Versuchen Boussingault's muß man annehmen, daß in den Kirschen ein Kupferlösungen reduzirender, unvergährbarer Stoff in erheblicher Menge enthalten ist, der als Invertzucker mitbestimmt wird. Der Verfasser hat dies, wie später mitgetheilt werden wird, nicht bestätigt gefunden.

Weiter ergiebt sich aus den Versuchen Boussingault's, daß die Darstellung des Kirschbranntweines mit großen Verlusten an flüchtigen Stoffen verbunden ist. In dem ersten Versuche wurden z. B. aus 190,44 kg Kirschen nur 172,95 kg vergohrene Maische gewonnen.

[1]) Die von Boussingault als Schwefelsäure (H_2SO_4) angegebenen Säurezahlen sind auf Aepfelsäure umgerechnet worden.

[2]) Annal. chim. phys. [4]. 1867. **11.** **434.**

Ein Theil dieses Verlustes wird zwar durch die bei der Gährung entweichende Kohlensäure verursacht; derselbe kann aber nach der Berechnung nur wenig mehr als die Hälfte des wirklichen Verlustes betragen haben. Ein großer Theil des letzteren ist daher durch Verdunstung während der Gährung verursacht.

Auch die Destillation des Kirschbranntweines ist mit erheblichen Verlusten von Alkohol verknüpft; während in dem ersten Versuche die vergohrene Maische 9,92 kg Alkohol enthielt, waren in dem daraus durch Destillation gewonnenen Kirschbranntweine nur 8,91 kg Alkohol. Der Unterschied betrug somit mehr als 10 Prozent. Der ohne Zweifel oft noch größere Verlust kann zwei Ursachen haben. Wenn die für direkte Feuerung eingerichtete Destillirblase keine Rührvorrichtung hat, muß der vergohrene Fruchtbrei, um das Anbrennen desselben zu vermeiden, bis zum Beginne des Siedens mittels Holzkrücken umgerührt werden. Dabei ist das Verdampfen von Alkohol und anderen leichtflüchtigen Stoffen unvermeidlich. Ferner wird sehr oft der Nachlauf der Destillation besonders aufgefangen, wodurch der darin enthaltene Alkohol für das Destillat verloren geht.

Ueber die Ausbeute an Alkohol aus den Kirschen theilt Boussingault mit, daß ein geübter und tüchtiger Brenner aus 100 kg Kirschen, wenn sie sehr reif und süß sind, 12 Liter Kirschbranntwein von etwa 50 Maßprozent Alkohol erzielt. Nach R. Ulbricht und L. von Wágner[1]) werden aus 100 Liter Kirschmaische 4 bis 6 Liter Alkohol gewonnen. In den Ausführungsbestimmungen zu dem Deutschen Branntweinsteuergesetze vom 24. Juni 1887 ist für die Berechnung der von denjenigen Brennereien, welche der „Abfindung“ oder „Pauschalirung“ unterliegen, zu zahlenden Steuer die durchschnittliche Ausbeute aus 100 Liter Kirschmaische auf 4,5 Liter Alkohol festgesetzt worden.

Von sonstigen Untersuchungen über die Vergährung der Kirschen sind noch die von W. Keim[2]) anzuführen. Sie sind in der folgenden Tafel zusammengestellt.[3])

Bezeichnung	Spezifisches Gewicht	Extrakt	Mineralbestandtheile	Gesammtsäure, als Aepfelsäure berechnet	Nichtflüchtige Säuren, als Aepfelsäure berechnet	Flüchtige Säuren, als Essigsäure berechnet	Glycerin	Alkohol	Invertzucker	Phosphorsäure (P_2O_5)
		Gramm in 100 ccm								
Kirschsaft Nr. I, unvergohren	1,0510	17,23	0,555	0,687	—	—	—	—	12,50	—
Desgl., ohne Zusätze vergohren	1,0240	6,90	0,498	—	0,499	0,062	0,29	3,16	2,32	0,0406
Desgl., auf 1 Liter mit 30 g ausgewaschener Bierhefe vergohren	1,0045	3,53	0,473	—	0,260	0,055	0,23	5,08	—	0,0420
Kirschsaft Nr. II, unvergohren	1,0525	17,92	0,638	0,429	—	—	—	—	13,23	—
Desgl., mit dem Fruchtfleisch vergohren	1,0189	6,43	0,530	—	0,340	0,170	0,31	3,62	0,224	0,0448
Desgl., auf 1 Liter mit 30 g ausgewaschener Bierhefe vergohren	1,0090	4,65	0,498	—	0,252	0,080	0,31	5,37	—	0,0461

[1]) R. Ulbricht und L. von Wágner, Handbuch der Spiritusfabrikation. Weimar 1888 bei Bernh. Friedr. Voigt. S. 323.

[2]) W. Keim, Studien über die chemischen Vorgänge bei der Entwickelung und Reife der Kirschfrucht u. s. w. Wiesbaden 1891 bei J. F. Bergmann. S. 24 und 34.

[3]) Keim giebt die Mengen der einzelnen Bestandtheile in „Prozenten“ an; da er aber die Untersuchungen nach Maßgabe der für die Weinanalyse vereinbarten Verfahren ausgeführt hat, ist anzunehmen, daß Gramme der

Die in dem bekannten Werke von J. König[1]) mitgetheilte Untersuchung über die Zusammensetzung von Kirschwein bezieht sich nur auf ein Erzeugniß, das unter Zusatz von großen Mengen Rohrzucker zu dem Kirschsafte vergohren wurde; sie ist hier bedeutungslos, ebenso zwei weitere Untersuchungen von W. Keim.[2])

III. Die Zusammensetzung des Kirschbranntweines.

Eine eingehende Untersuchung über die Zusammensetzung des Kirschbranntweines, welche mit großen Mengen desselben angestellt worden wäre und sich damit befaßt hätte, die einzelnen Bestandtheile in reinem Zustande abzuscheiden und durch die Elementaranalyse und die anderen Hülfsmittel der Chemie zu erforschen, ist bisher nicht ausgeführt worden. Wohl aber ist der Kirschbranntwein vielfach Gegenstand der Untersuchung im Kleinen gewesen, die sich gewöhnlich darauf beschränkt, ganze Körperklassen (Säuren, Aldehyde, Alkohole u. s. w.) zu bestimmen oder durch chemische Reaktionen nachzuweisen. Diese Untersuchungen, die später näher betrachtet werden sollen, haben immerhin mancherlei bemerkenswerthe Thatsachen über die Bestandtheile des Kirschbranntweines zu Tage gefördert.

Schon aus der Darstellung des Kirschbranntweines läßt sich eine ganze Anzahl von Nebenbestandtheilen der Gährung und Destillation voraussagen. Die Kirschen sind im Allgemeinen nur wenig aromatisch, enthalten somit nur kleine Mengen wohlriechender, flüchtiger Stoffe; berücksichtigt man hierbei noch, daß bei der Gährung der Früchte deren natürliches Aroma zum Theil zerstört wird, wie dies z. B. in ausgeprägtester Weise bei den Erdbeeren der Fall ist, so wird man von den natürlichen wohlriechenden Stoffen der Kirschen in dem Kirschbranntweine nur geringe Mengen erwarten dürfen.

Die Gährung der süßen Kirschmaische verläuft oft langsam und unter ungünstigen Bedingungen. Geeignete Gährräume mit stets gleichbleibender Temperatur sind gewöhnlich nicht vorhanden; da die Gährung in den Monaten Juli und August stattfindet, erfolgt sie im Allgemeinen bei ziemlich hoher Temperatur. In den mit Holzdeckeln nur lose verschlossenen Gährbottichen hat die Luft stets Zutritt zu der gährenden Masse. Die letztere ist eine „Dickmaische" im eigentlichsten Sinne des Wortes, ein dicker, mit den Kirschsteinen durchsetzter Fruchtbrei, der in den Anfangsstadien nur von wenig Saft überdeckt ist. Freilich giebt es besondere Gährbottiche[3]) für Kirschmaischen, in denen die Trester (Fruchtfleisch, Schalen und Kirschsteine) durch einen siebartig durchlochten Zwischenboden unter den Saft gedrückt werden, so daß dieser während der ganzen Dauer der Gährung über den Trestern steht; diese Gährbottiche werden aber nur wenig benutzt. Wird die gährende Maische nicht öfter umgerührt, so hebt die Kohlensäure einen Theil der Trester über die Oberfläche des Fruchtbreies in die Höhe. In diesem „Hut" wird die Temperatur höher als in der übrigen Maische; gleichzeitig bietet er

---

Bestandtheile in 100 ccm Kirschsaft gemeint sind. Den Alkoholgehalt giebt Keim in Gewichtsprozent und in Maßprozent an; die Gewichtsprozente sind unrichtig, da sie sich nicht auf den ursprünglichen vergohrenen Kirschsaft, sondern auf das Destillat beziehen. Vergl. hierüber des Verfassers Alkoholtafel, Berlin 1893, bei Julius Springer, S. VIII und IX.

[1]) J. König, Chemie der menschlichen Nahrungs- und Genußmittel. Berlin, bei Julius Springer. 3. Aufl. 1889. 1. 989.

[2]) a. a. O.

[3]) R. Ulbricht und L. von Wagner, Handbuch der Spiritusfabrikation. Weimar 1888. S. 238.

der Luft eine große Oberfläche dar. Diese Umstände sind der Oxydation des Alkohols sehr günstig und veranlassen die Bildung einer großen Menge Essigsäure in der Kirschmaische, die bei der Destillation zum Theil in den Kirschbranntwein gelangt; auch Aldehyd wird hierbei entstehen und in das Destillat übergehen.

Die Gährung der Fruchtmaischen ist eine freiwillige, sie wird durch die den Früchten anhaftenden Hefekeime bewirkt. Da der in ganz gleicher Weise durch die Selbstgährung der Weintrauben entstehende Kognak nach den Untersuchungen von Ch. Ordonneau[1]) sowie von E. Claudon und E. Ch. Morin[2]), höhere Alkohole enthält, liegt die Möglichkeit und sogar die Wahrscheinlichkeit vor, daß auch in dem Kirschbranntwein höhere Alkohole sich finden. Noch viel wahrscheinlicher ist das Vorhandensein der höheren Fettsäuren und deren Ester im Kirschbranntweine; noch in keiner Branntweinart, die bisher daraufhin untersucht worden ist, wurden die Stoffe vermißt.

Neben den bisher genannten Erzeugnissen der Gährung sind im Kirschbranntweine noch andere Stoffe vorherzusehen, welche dem Samen der Kirschfrucht ihre Entstehung verdanken. Das in diesen enthaltene Amygdalin wird während der Gährung, wenigstens zum Theil, in Bittermandelöl (Benzaldehyd), Blausäure und Traubenzucker gespalten; die beiden erstgenannten flüchtigen Stoffe gelangen in das Destillat und finden sich daher in dem fertigen Kirschbranntweine. Wie die Spaltungsprodukte des Amygdalins in die vergohrene Maische und in den Kirschbranntwein gelangen, wird später erörtert werden; hier genügt es, festzustellen, daß sie sich in beiden vorfinden. Bei den lebhaften Oxydationsvorgängen, welche sich namentlich in der vergohrenen Kirschmaische abspielen, ist auch auf die Benzoësäure, das schon beim Stehen an der Luft sich bildende Oxydationsprodukt des Benzaldehyds, Rücksicht zu nehmen.

Die Destillation der vergohrenen Kirschmaische wird in weitaus den meisten Fällen in fast allzu ursprünglicher Weise ausgeführt. Die Heizung mit Dampf ist die Ausnahme, die direkte Feuerung die Regel; nicht einmal Rührvorrichtungen sind an allen Destillirblasen angebracht. Wenn unter diesen Umständen auch das Anbrennen des dicken Breies vermieden wird, so ist es doch oft kaum zu umgehen, daß ein Theil der Trester an dem Boden und den Wandungen der Blase eine höhere Temperatur als die übrige Maische annimmt. Damit ist aber die Möglichkeit der Bildung von Furfurol gegeben, das, wie L. Lindet[3]) nachgewiesen hat, nicht ein Erzeugniß der Gährung, sondern der Destillation ist und bei der Ueberhitzung der ungelösten Bestandtheile der Maischen entsteht.

Weiter sind in dem fertigen Kirschbranntweine auch nichtflüchtige Bestandtheile zu erwarten. Bei den einfachen Destillirvorrichtungen und dem starken Schäumen und Blasenwerfen der kochenden Maische werden kleine Mengen nichtflüchtiger Bestandtheile mit den Wasser- und Alkoholdämpfen mitübergerissen. Auch bei dem Verdünnen des Branntweines mit Wasser, wie dies vielfach üblich ist, können Mineralbestandtheile in denselben gelangen; meistens zieht man hierbei reines Brunnenwasser dem Regen- oder Flußwasser vor, wodurch, wenn das Brunnenwasser hart ist, nicht unbeträchtliche Mengen Mineralbestandtheile, insbesondere Kalk, in den Branntwein kommen.

---

[1]) Compt. rend. 1886. **102.** 217; Journ. pharm. chim. [5]. 1887. **15.** 631.

[2]) Compt. rend. 1887. **104.** 1187; 1888. **105.** 1019.

[3]) Ebd. 1890. **111.** 236.

Unter den Mineralbestandtheilen, welche sich in dem Kirschbranntweine finden können, verdient ein etwaiger Kupfergehalt besondere Beachtung. Die Destillirapparate sind gewöhnlich aus Kupfer hergestellt, auch der Helm und die Kühlschlange. Wenn dieselben vollständig rein und blank sind, gelangt kein Kupfer in das Destillat, auch wenn die Alkoholdämpfe stark mit Essigsäure und anderen flüchtigen Fettsäuren beladen sind; denn diese Säuren vermögen in sehr verdünntem Zustande metallisches Kupfer nicht aufzulösen. Da die Apparate aber nur zeitweise in Gebrauch sind, auch oft nicht so eingerichtet sind, daß sie leicht und vollständig gereinigt werden können, bildet sich leicht in der Zwischenzeit unter dem Einflusse von Wasser und Kohlensäure an der Oberfläche des Kupfers basisch kohlensaures Kupfer, das von Essigsäure gelöst wird. Dadurch findet der schon vielfach beobachtete Kupfergehalt des Kirschbranntweines seine Erklärung.

A. Untersuchungen des Verfassers über die Zusammensetzung des Kirschbranntweines.

Die nachstehenden Untersuchungen wurden mit mehreren Kirschbranntweinsorten ausgeführt, welche in Elsaß-Lothringen hergestellt worden waren. Der Direktor der Kaiserlichen landwirthschaftlichen Versuchsstation in Rufach, Herr Professor Dr. Barth, hatte auf Ansuchen des Gesundheitsamtes in liebenswürdigster Weise den Auftrag übernommen, Erzeugnisse der Kirschbranntwein-Industrie zu beschaffen, deren Reinheit und Unverfälschtheit unzweifelhaft war. Herr Dr. Barth kaufte die Proben bei einer Reihe von Kirschbranntweinbrennern auf; die Proben wurden dann gemischt und die Mischung der Untersuchung unterworfen. Es standen zur Verfügung:

1. Etwa 150 Liter gewöhnlicher Kirschbranntwein, der ein Gemisch verschiedener Proben darstellte; unter ihnen befanden sich auch solche aus sehr kleinen Betrieben.

2. 45 Liter Kirschbranntwein-Spätbrand; er war in der Weise dargestellt, daß die vergohrene Kirschmaische nach beendigter Gährung in geschlossenem Fasse über ein halbes Jahr lagerte und dann erst destillirt wurde.

3. Ein großes Faß voll vergohrene Kirschmaische und eine größere Menge daraus am Erzeugungsorte dargestellten Kirschbranntweines; an diesen Proben wurde geprüft, wieviel Nebenbestandtheile bei der Gährung der Kirschmaischen entstehen und wieviel davon in den Kirschbranntwein gelangen.

1. Die Zusammensetzung des gewöhnlichen Kirschbranntweines.

Ueber die Darstellung des zur Untersuchung stehenden Kirschbranntweines hatte Herr Professor Dr. Barth die Güte, Folgendes mitzutheilen:

„Im Reichslande werden zur Herstellung des Kirschbranntweines fast nur zwei Kirschensorten verwendet: 1. Die sogenannten Merises, schwarze kleine Waldkirschen, in Ostdeutschland Vogelkirschen genannt, die ursprünglichen wilden Kirschen; 2. die sogenannten Fougerolles, eine rothe Abart der Waldkirschen. Das Wort kommt wahrscheinlich von dem Namen der französischen Stadt Fougerolles im Departement Haute-Saône her, welche durch ihre Kirschwasserindustrie berühmt ist, und bezeichnet die dort mit Vorliebe verwendete Kirschensorte. Von großen Edelkirschen wird fast nichts gebrannt; die wilden geben ein viel duftigeres Produkt. Das Verfahren des Großbrenners, der mit überhitztem Dampfe destillirt, kommt hier nur in den größeren Städten zur Anwendung; die bäuerlichen Kleinbrenner, welche die Hauptmasse des Kirschbranntweines erzeugen, verfahren viel primitiver.

„Die Kirschen werden, meist durch Knaben, ohne Stiele von den Bäumen gepflückt. Für den Kübel von etwa 12 Liter Inhalt werden 40 Pfennig Pflücklohn gezahlt; ein Bube kann täglich nur etwa 3 bis 4 Kübel voll Kirschen pflücken („strupfen"). Die Kirschen kommen zerstampft in ein aufrecht stehendes Faß, welches im oberen Boden ein Faßthürchen hat. Die Steine werden entweder nur theilweise oder auch gar nicht zerstoßen; jedenfalls hütet man sich bei feinen Kirschbranntweinen vor einem zu starken Blausäuregeschmack. Eine Auslaugung der Steine findet in genügendem Maaße auch ohne Zerstoßen derselben bei längerem Stehen der Maische vor dem Brennen statt (Spätbrand). Die Gährfässer haben 1 bis 5 hl Größe, je nach dem Kirschenreichthum des Produzenten. Die stürmische Gährung der Maische verläuft sehr rasch. Es muß häufig mit einem starken Holzstabe umgerührt werden, um Hutbildung und Essiggefahr zu vermeiden. Manche Produzenten schließen das Faßthürchen schon nach zwei Tagen, müssen es dann aber täglich noch einmal oder mehrere Male öffnen, damit der Kohlensäuredruck nicht zu groß wird. Nach 8 bis 10 Tagen ist die Gährung soweit beendet, daß man das Faß fest zuschlagen kann; die vergohrene Maische ist dann noch mit Kohlensäure gesättigt und die Essigsäurebildung nicht zu fürchten.

„Viele Kleinproduzenten brennen sogleich nach Abschluß der Gährung, 14 Tage nach dem Anstellen der Maische; andere brennen erst nach 6 bis 8 Wochen und erzielen ein besseres Produkt. Größere Produzenten, welche starke, tadellos schließende Fässer haben, brennen ihre feinsten Kirschwässer erst nach 4 bis 6 Monate langem Stehen der vergohrenen Maische (Spätbrand). Das Brennen beim Kleinproduzenten geschieht über freiem Feuer. Je $^2/_3$ des Branntweines werden bei geschicktem Betriebe nur einmal gebrannt; der letzte „blau", d. h. opalisirend laufende Antheil wird mit der nächsten Maischefüllung vereinigt und nochmals destillirt. Das „Blaulaufen" gegen Ende des Brandes dürfte wohl nicht vom Brenzlichwerden der Maische, sondern zum Theil daher kommen, daß schwer flüchtige Fuselbestandtheile sich in dem zuletzt zu schwach alkoholischen Theile des Destillates nicht mehr lösen. Daß eigentlich nur wenig Läuterungsbrände ausgeführt werden, liegt wohl auch an der Form der Besteuerung. Der Kleinbrenner holt sich den Helm zu seinem Destillirapparat vom Steueramte und giebt ihn nach Beendigung des Brennens wieder ab; er bezahlt nach der Zeit, welche der Helm außerhalb des Steueramts war, und hat ein Interesse daran, während möglichst kurzer Zeit seinen Vorrath fertig zu brennen.

„Der gewöhnlich angewandte einfache Destillirapparat hat die nebenstehend (S. 15) gezeichnete Form. Der eingemauerte Kessel, unter dem sich die Feuerung befindet, wird mit der Maische gefüllt und dann der mit einer Handhabe versehene Helm darübergestülpt. Das seitliche Rohr des Helmes führt zu einem geraden Rohre, welches diagonal durch das Kühlwasserfaß geht. Zuweilen haben Helm und Kühlfaß zwei solche Rohre parallel neben einander. Der Kessel faßt etwa 72 bis 75 Liter und wird mit 65 bis 70 Liter Maische gefüllt. Wo das Destillat nicht gespindelt wird, da beurtheilt man nach dem Verbleibe der Luftblasen beim Schütteln, ob das Destillat noch alkoholisch läuft oder nicht. Vor dem Einfließen in die Vorlage wird das Destillat durch ein Seituch filtrirt. 1 Hektoliter Kirschmaische liefert je nach der Güte der Kirschen 8 bis 12 Liter Kirschwasser von 48 bis 52 Maßprozent Alkohol. Die Kleinbrenner haben bei ihrem primitiven Verfahren die Vorsichtskunstgriffe, durch welche sie das Anbrennen vermeiden, den Gang der Destillation beurtheilen u. s. w., mehr im Gefühle, als daß sie sich darüber äußern könnten."

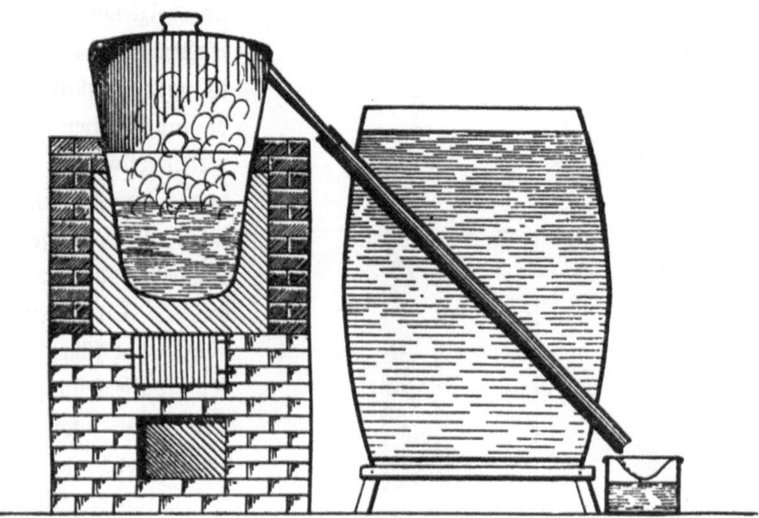

Der Kirschbranntwein war vollkommen wasserhell und hatte den eigenartigen Geruch und Geschmack dieses Branntweines; sein spezifisches Gewicht bei 15° C., bezogen auf Wasser von 15° C., war $d\left(\frac{15^{\circ}}{15^{\circ}} \text{C.}\right) = 0{,}9372$. Der Alkoholgehalt, durch Destillation des Branntweines mit Kalilauge und Feststellung des spezifischen Gewichtes bei 15° C. mit dem Pyknometer bestimmt, betrug 44,31 Gewichtsprozent oder 51,93 Maßprozent oder 41,21 g in 100 ccm des Branntweines.

Die Branntweine bestehen zum größten Theile aus Aethylalkohol und Wasser; die übrigen Bestandtheile machen immer nur wenige Zehntelprozente, bei dem Kirschbranntweine aber einen ganz besonders kleinen Bruchtheil der Gesammtmenge aus. Bei so zusammengesetzten Flüssigkeiten muß man in etwas anderer Weise verfahren, als z. B. bei der Untersuchung von Fuselölen oder anderen Gemischen, welche die zu untersuchenden Stoffe in konzentrirtem Zustande enthalten. Hier kommt es hauptsächlich und zunächst darauf an, das Wasser und den Aethylalkohol nach Möglichkeit abzuscheiden.

Mit den kleinen Apparaten, die in den Laboratorien gewöhnlich zur Verfügung stehen, würde die Verarbeitung so großer Mengen Branntwein überaus mühsam und langwierig sein; auch würde die völlige Abscheidung des Alkohols und des Wassers mit Hülfe der gläsernen Destillationsaufsätze mit großen Schwierigkeiten verknüpft und nicht ohne Verluste möglich sein. Dagegen ist die rektifizirende Wirkung der großen Destillir- und Rektifizirapparate (Kolonnen), welche in den Branntwein-Reinigungsanstalten Verwendung finden, eine geradezu bewunderungswürdige; namentlich gelingt mit diesen Apparaten die Abscheidung der Nachlaufprodukte in vollendeter Weise.

Da dem Gesundheitsamte ein derartiger Kolonnenapparat nicht zur Verfügung stand, gestattete Herr Professor Dr. **Delbrück** in zuvorkommender Weise, daß der Verfasser den in dem Laboratorium des Vereins der Spiritusfabrikanten aufgestellten Apparat zur fraktionirten Destillation des Kirschbranntweines benutzen konnte.

Die Einrichtung dieses Rektifizirapparates, der von der Firma C. Heckmann, Berlin, geliefert worden war, ersieht man aus der nachstehenden Zeichnung [1]) (Figur 1). Er besteht aus einer Blase, die mit Dampf angeheizt wird. Auf dieser sitzt die Rektifizirkolonne, welche in der Figur in vier Abtheilungen getheilt ist; die unmittelbare Verlängerung der Rektifizirkolonne bildet der Dephlegmator oder Kondensator. Von diesem führt eine kupferne Röhre zum Kühler und dem Spiritusablaufrohre. Die zweite zu dem Dephlegmator führende Röhre steht mit der Wasserleitung in Verbindung und dient zum Kühlen des Dephlegmators mit kaltem Wasser.

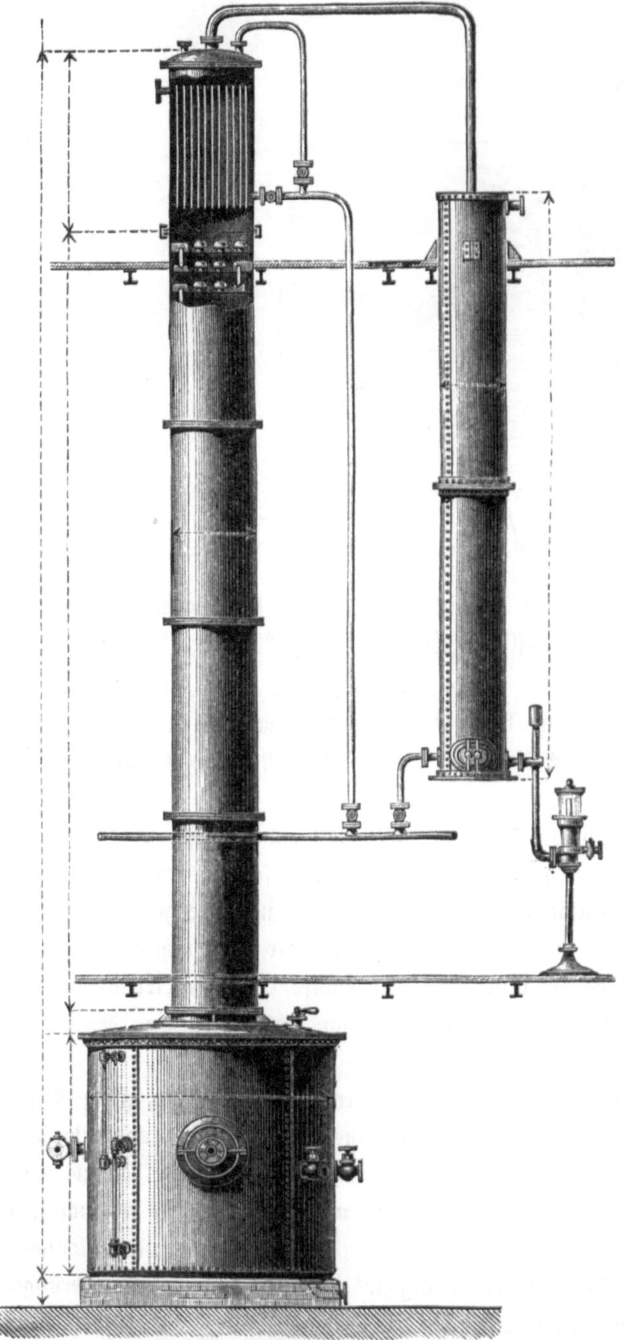

Fig. 1.

Die innere Einrichtung der Rektifizirkolonne und des Dephlegmators kann man an dem oberen offen gezeichneten Theile der Kolonne wahrnehmen; die Figur 2 zeigt einen Längsschnitt. Der Heckmann'sche Rektifizirapparat ist ein Glockenrektifikator. Die ganze Kolonne ist durch Zwischenwände in eine Anzahl von Kammern getheilt; die Kammern

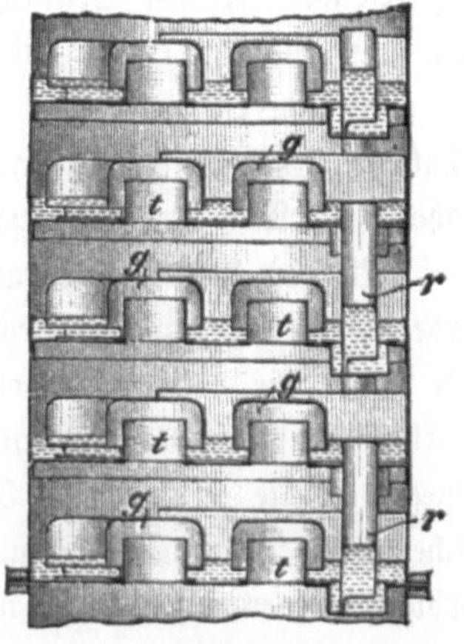

Fig. 2.

[1]) Die Bildstöcke wurden von dem Oberingenieur der Firma C. Heckmann, Herrn E. Hausbrand, freundlichst zur Verfügung gestellt. Der Apparat des Vereins der Spiritusfabrikanten stimmt in den äußeren Einzelheiten mit der Figur nicht vollständig überein; er ist kleiner (die Kupferblase faßt nur 95 Liter) und hat auf jedem Boden nur einen Stutzen mit Glocke. Die innere Einrichtung und Anordnung dieses Apparates ist im Uebrigen dieselbe wie in der Figur.

sind in der Weise durch Röhren mit einander verbunden, daß die Dämpfe des Branntweines, welche die Kolonne von unten nach oben durchströmen, gezwungen werden, die in den einzelnen Kammern bereits kondensirte Flüssigkeit zu durchbrechen. Dies wird auf folgende Weise erreicht. Der aus der Blase aufsteigende Branntweindampf gelangt durch die Stutzen t (Figur 2) in die unterste Kammer der Rektifizirkolonne und verdichtet sich dort zu einer Flüssigkeit, welche den Boden der Kammer bedeckt. Die seitlichen Ablaufröhren r ragen über den Boden der Kammern hinaus, sind aber niedriger als die Stutzen t; in Folge dessen ist der Boden der Kammer stets mit einer gewissen Menge Flüssigkeit bedeckt, die beim Ueberlaufen nicht durch die Stutzen t, sondern nur durch die seitlichen Ueberlaufröhren r in die zunächst darunter liegende Kammer bezw. aus der untersten Kammer in die Blase zurückfließen kann. Ueber die Stutzen t sind Glocken g gestülpt, deren Rand in die auf dem Boden der Kammern befindliche Flüssigkeit eintaucht. Durch diese Anordnung sind die durch die Stutzen t strömenden Dämpfe gezwungen, durch die Flüssigkeit zu streichen. Dabei reichern sie sich mit den leichtsiedenden Bestandtheilen der Flüssigkeit an, während ein Theil der hochsiedenden Bestandtheile der Dämpfe niedergeschlagen wird und nach der Blase zurückfließt. Dieses Spiel wiederholt sich in allen Kammern, so daß schon ein ziemlich hochprozentiger Weingeist in den Dephlegmator gelangt.

Der Dephlegmator des Heckmann'schen Rektifizirapparates ist ein sogenannter Parallel-Dephlegmator. Die Weingeistdämpfe werden durch eine Anzahl gerader, paralleler Röhren geleitet, welche von außen durch Wasser stark abgekühlt werden. Durch die Abkühlung werden die hochsiedenden Bestandtheile der Weingeistdämpfe niedergeschlagen und fließen in die Rektifizirkolonne zurück; die leichter flüchtigen Alkoholdämpfe strömen zum Kühler und werden dort verdichtet. Durch Regelung des Wasserzuflusses zu dem Dephlegmator kann man die Wirksamkeit des Rektifizirapparates beliebig verändern [1]).

Die Destillation des Kirschbranntweines wurde in folgender Weise geführt. In die Blase wurden 40—50 Liter Branntwein gebracht und die Dampfzuführung geöffnet. Der die Dephlegmation der Dämpfe bewirkende Wasserzufluß wurde so geregelt, daß das Destillat in ganz dünnem Strahle abfloß; die Dephlegmirvorrichtung des Apparates wirkte so vorzüglich und rasch, daß man die Regelung der überdestillirenden Flüssigkeitsmenge vollkommen in der Hand hatte und sie jederzeit verändern konnte. Das in der Destillationsvorlage schwimmende Alkoholometer zeigte schon in den ersten Antheilen des Destillates stets mehr als 90 Maßprozent Alkohol an; der Alkoholgehalt des Destillats stieg dann bald auf 96 Maßprozent.

Die erste überdestillirende Flüssigkeit war klar und hatte einen angenehm ätherischen Geruch, in dem man Aldehyd, Blausäure und später Essigäther erkennen konnte. Um den Zeitpunkt festzustellen, wann die Vorlaufprodukte alle übergegangen waren und reiner hochprozentiger Weingeist überdestillirte, prüfte man von Zeit zu Zeit kleine Mengen des Destillates auf Aldehyd und Blausäure; der Nachweis des Aldehydes wurde mit Hülfe von Meta-Phenylendiamin nach dem Verfahren von W. Windisch [2]) geführt, der Nachweis der Blausäure durch Guajaktinktur und verdünnte Kupfersulfatlösung nach dem Verfahren von Pagenstecher und Schönbein [3]). Außerdem prüfte man das Destillat durch Schichten mit konzentrirter

---

[1]) Vergl. E. Hausbrand, Die Wirkungsweise der Rektifizir- und Destillirapparate. Berlin 1893 bei Julius Springer.

[2]) Zeitschr. f. Spiritusindustrie [2]. 1886. **9.** 519.

[3]) Zeitschr. analyt. Chemie 1869. **8.** 67.

Schwefelsäure, wobei die Vorlaufprodukte einen violetten, rothen, braunen und zuletzt gelben Ring erzeugten. Man beobachtete, daß die Reaktionen im Verlaufe der Destillation immer schwächer wurden und schließlich ganz ausblieben; nur die Blausäurereaktion trat nach dem Verschwinden der übrigen noch, allerdings sehr schwach, ein. Am besten konnte man den Zeitpunkt, an dem reiner Weingeist überzugehen begann, durch den Geruch erkennen. Sobald die Reaktionen ausblieben und der Vorlaufgeruch nicht mehr zu bemerken war, wurde die Vorlage gewechselt und der reine Weingeist gesondert aufgefangen.

Von da ab lief Stunden lang ein Weingeist von 96 Maßprozent Alkohol ab, der zwar anfangs noch eine sehr geringe Blausäurereaktion gab, aber vollkommen rein schmeckte und fast geruchlos war; er konnte nur noch Spuren von Nebenbestandtheilen enthalten. Später nahm der Alkoholgehalt wieder etwas ab. Sobald das nun übergehende Destillat beim Schichten mit konzentrirter Schwefelsäure eine Zonenreaktion gab und ein fremder Geruch sich bemerkbar zu machen begann, wurde die Vorlage wieder gewechselt. Das Alkoholometer zeigte in diesem Zeitpunkte etwa 95 Maßprozent Alkohol an; die jetzt übergehende Flüssigkeit wurde als „erster Nachlauf" bezeichnet.

Nachdem das Alkoholometer nur noch 94 Maßprozent Alkohol anzeigte, wurde der Geruch der Nachlaufprodukte sehr stark. Sobald der Alkoholgehalt des Destillates auf 90 Maßprozent gesunken war, nahm er außerordentlich rasch ab: innerhalb weniger Minuten fiel er auf etwa 50 Maßprozent. Hatte das Destillat nur noch eine Stärke von 40—50 Maßprozent Alkohol, so trat eine bemerkenswerthe Erscheinung auf. In dem Ablaufrohre stieg eine deutlich zu beobachtende trübe Wolke von ausgeschiedenen Nachlaufbestandtheilen auf. Sobald man dies bemerkte, wurde die Vorlage gewechselt und das nun Ueberdestillirende als „zweiter Nachlauf" gesondert gesammelt. Von diesem Zeitpunkte ab ging eine trübe Flüssigkeit über, in welcher zahlreiche große Oeltropfen schwammen. Die Oeltropfen sammelten sich in der Vorlage auf der Oberfläche der Flüssigkeit, die stark nach Bittermandelöl (Benzaldehyd), Fruchtäthern und Amylalkohol roch; der Amylalkohol machte sich weniger durch den unmittelbaren Geruch als vielmehr durch den von ihm verursachten Hustenreiz bemerkbar. Der Alkoholgehalt des Destillates sank dabei sehr rasch und schon nach kurzer Zeit stand das Alkoholometer auf Null. In dem Augenblicke, wo das Destillat trübe zu laufen begann, wurde der Wasserzufluß, der die Dephlegmationsvorrichtung speiste, abgestellt, so daß die hochsiedenden Nachlaufprodukte leicht mit den Wasserdämpfen übergehen konnten; für starke Kühlung wurde während der ganzen Destillation gesorgt.

Allmählich wurde das Destillat weniger trüb und der Geruch schwächer und ein ganz anderer; es roch deutlich nach den höheren Fettsäuren, die auch immer noch in geringer Menge auf der Oberfläche der Flüssigkeit schwammen. Nach dem Verschwinden des eigenartigen Geruches des „zweiten Nachlaufes" wurde nochmals die Vorlage gewechselt und das bis zum Ende folgende Destillat als „dritter Nachlauf" gesondert aufgefangen; er reagirte stark sauer. Man setzte die Destillation fort, bis die gesammte in die Destillirblase eingefüllte Flüssigkeit übergegangen war. Nach dem Erkalten der Blase wurde sie mit Wasser beschickt und dieses ohne Benutzung der Dephlegmirvorrichtung noch zu dem „dritten Nachlauf" destillirt; die Wasserdämpfe spülten den ganzen Kolonnenapparat aus, so daß man sicher sein konnte, alle flüchtigen Bestandtheile des Kirschbranntweines in die Destillate übergeführt zu haben.

In derselben Weise wurde der übrig gebliebene Kirschbranntwein in zwei weiteren Destillationen in Vorlauf, reinen hochprozentigen Weingeist und Nachlauf zerlegt; die einzelnen Vorläufe und die verschiedenen Nachläufe wurden mit den entsprechenden Erzeugnissen der ersten Destillation vereinigt. Hierauf schritt man zu einer weiteren Konzentration des Vorlaufes und des „ersten Nachlaufes“ aus der Gesammtmenge des Kirschbranntweines. Man brachte zu dem Zwecke den Vorlauf in die Destillirblase und fraktionirte ihn bei starker Dephlegmation nochmals; dadurch wurde wieder eine beträchtliche Menge reinen Weingeistes abgeschieden und eine kleinere Menge Vorlauf gewonnen, die reicher an Vorlaufprodukten war. Nachdem man dieses Verfahren noch einmal wiederholt hatte, war der Vorlauf genügend mit den Nebenbestandtheilen angereichert, so daß man ihn mit Aussicht auf Erfolg im Laboratorium weiter verarbeiten konnte.

Der „erste Nachlauf“ wurde in derselben Weise behandelt; durch zweimalige Destillation wurden aus demselben noch große Mengen reinen Weingeistes und „zweiten“ bezw. „dritten Nachlaufes“ abgeschieden. Die Menge des „ersten Nachlaufes“ wurde dadurch so vermindert, daß seine Verarbeitung in dem großen Kolonnenapparate nicht mehr angebracht erschien. Vorlauf und Nachlauf wurden im Laboratorium weiter untersucht.

a. Untersuchung des Vorlaufes des Kirschbranntweines.

Der schwach sauer reagirende, wasserhelle und alkoholreiche Vorlauf wurde zunächst noch mehrfachen fraktionirten Destillationen zur Abscheidung eines Theiles des Weingeistes unterworfen; man bediente sich dabei der früher[1]) erwähnten kupfernen Destillirblase und des Destillationsaufsatzes mit vier Kugeln und Einsätzen aus Platindrahtnetz. Auch hier bildeten der Geruch und die vorher genannten Reaktionen die Merkmale zum Wechseln der Vorlage. Der konzentrirte, in einer Glasflasche gesammelte Vorlauf wurde mit Kalilauge neutralisirt, hierauf ganz schwach, aber deutlich alkalisch gemacht und unter Benutzung eines einfachen Kugelaufsatzes destillirt, bis der gesammte Alkohol übergegangen war. Im Rückstande hinterblieben die Kaliumsalze etwaiger im Vorlaufe enthaltenen Säuren, während die übrigen Vorlaufbestandtheile überdestillirten. Die einzige Säure des Vorlaufes war die Blausäure, die nur von Spuren anderer Säuren (Essigsäure) begleitet war. Man säuerte den Cyankalium enthaltenden Rückstand mit Weinsäure an, destillirte die freigemachte Blausäure ab und leitete das Destillat in der Weise in eine Lösung von Silbernitrat, daß der gebogene, in der Mitte zu einer Kugel aufgeblasene Ansatz der Kühlerröhre in die Lösung tauchte. Die in dem Kühler kondensirten Dämpfe erzeugten beim Einfließen in die Silberlösung einen dicken weißen Niederschlag, der sich als Cyansilber erwies. Man setzte die Destillation fort, bis kein Niederschlag mehr entstand. Das sich zusammenballende Cyansilber ließ sich bequem und klar abfiltriren; es wurde auf einem gewogenen Filter gesammelt, bei 100° C. im Wassertrockenschrank getrocknet und gewogen. Man erhielt auf diese Weise 48,78 g Cyansilber, entsprechend 10,575 g Blausäure.

Zur Feststellung der Zusammensetzung des gewonnenen Silbersalzes wurden gewogene Mengen im Porzellantiegel geglüht, wobei metallisches Silber hinterblieb.

0,1837 g Silbersalz hinterließen beim Glühen 0,1482 g Silber.
0,1492 „ „ „ „ „ 0,1204 „ „

[1]) Arbeiten aus dem Kaiserl. Gesundheitsamte 1893. S. 206.

	gefunden I	gefunden II	berechnet* für Cyansilber (AgCN)
Prozente Silber . .	80,67	80,70	80,56.

Beim Glühen eines kleinen Theiles der weißen Fällung in einem Glasröhrchen entstand Cyangas, das beim Anzünden mit pfirsichblüthfarbener, rothgesäumter Flamme brannte, während metallisches Silber hinterblieb. Damit ist die Natur des weißen Niederschlages als Cyansilber festgestellt.

Die von dem Cyankalium abdestillirte Flüssigkeit, die alkalisch reagirte und noch eine geringe Blausäurereaktion gab, wurde zur Abscheidung etwa vorhandener Basen mit verdünnter Schwefelsäure schwach angesäuert und destillirt, bis der Alkohol übergegangen war. Der saure Rückstand wurde mit Kalilauge alkalisch gemacht und destillirt, wobei das Destillat in $^1/_2$-Normalschwefelsäure geleitet wurde. Die übergehenden Basen neutralisirten 17,3 ccm $^1/_2$-Normalschwefelsäure, wie durch Zurücktitriren der Schwefelsäure mit $^1/_{10}$-Normalalkali festgestellt wurde. Die titrirte, neutrale Flüssigkeit wurde in einen Kolben gebracht, mit Natronlauge alkalisch gemacht, der Destillation unterworfen und das Destillat in $^1/_2$-Normalsalzsäure geleitet. Das salzsaure Destillat verdampfte man auf dem Wasserbade, wobei eine schwach gelb gefärbte Salzmasse zurückblieb; sie wurde, zur völligen Vertreibung der Salzsäure, nochmals mit Wasser aufgenommen und vollständig eingetrocknet.

Das hierbei gewonnene Salz war offenbar das Chlorhydrat einer flüchtigen Basis. Zu ihrer näheren Kennzeichnung wurde eine abgewogene Menge des Salzes in Wasser gelöst, mit chlorfreier Kalilauge versetzt und aus einem Kolben destillirt; das Destillat wurde in einer gemessenen Menge $^1/_{10}$-Normalschwefelsäure aufgefangen und letztere mit $^1/_{10}$-Normalkalilauge zurücktitrirt. Die aus 0,1114 g des Salzes stammende Basis verbrauchte zur Sättigung 22,6 ccm $^1/_{10}$-Normalschwefelsäure. Der Destillationsrückstand wurde mit Salpetersäure schwach angesäuert und der Chlorgehalt mittels Silbernitrat gewichtsanalytisch bestimmt; die 0,1114 g des Salzes gaben 0,2900 g Chlorsilber. Als man die konzentrirte wässerige Lösung des Salzes mit einer Platinchloridlösung mischte, entstand ein hellgelbes krystallinisches Doppelsalz, das aus mikroskopisch kleinen Oktaëdern bestand. 0,1274 g des ausgewaschenen und getrockneten Platindoppelsalzes hinterließen beim Glühen 0,0550 g metallisches Platin.

Die aus 0,1114 g des Salzes gewonnenen 0,2900 g Chlorsilber entsprechen 0,0718 g Chlor, d. h. das Chlorhydrat der Base enthält 64,44 % Chlor. Chlorammonium enthält 66,26 % Chlor; das chlorreichste salzsaure Salz einer organischen Base, das Monomethylaminchlorhydrat $NH_3(CH_3)Cl$ enthält nur 52,52 % Chlor, alle übrigen salzsauren Salze organischer Basen noch weniger. Das zur Untersuchung stehende Salz bestand hiernach im Wesentlichen aus Chlorammonium, und die aus dem Vorlaufe des Kirschbranntweines gewonnene Basis ist fast reines Ammoniak. Dies wird durch die anderen Analysen bestätigt. Die freie Basis aus 0,1114 g Salz benöthigte zur Neutralisation 22,6 ccm $^1/_{10}$-Normalschwefelsäure. Nimmt man an, daß die Basis Ammoniak gewesen ist, so enthält das Salz 34,46 % Ammoniak; Chlorammonium enthält 31,87 % Ammoniak, das Methylaminchlorhydrat dagegen 46,00 % der Base und die Salze der anderen organischen Basen noch mehr. Das Platindoppelsalz hinterließ beim Glühen 43,15 % Platin; Platinsalmiak hinterläßt 43,91 % Platin, das Platindoppelsalz des Methylamins 41,30 % Platin und die Doppelsalze der übrigen organischen Basen noch weniger.

Hiernach besteht die flüchtige Basis, die aus dem Vorlaufe des Kirschbranntweines gewonnen wurde, zum größten Theile aus Ammoniak; daneben waren kleine Mengen einer organischen Basis vorhanden. Der Geruch der Basis, welche die Reaktion mit Neßler's Reagens gab und mit gasförmiger Salzsäure Nebel erzeugte, stimmte hiermit überein: er war fast rein ammoniakalisch; namentlich waren höhere Aminbasen und solche von üblem Geruche nicht zugegen. Die Natur der in geringer Menge vorhandenen organischen Basen konnte nicht näher festgestellt werden.

Die von dem schwefelsauren Ammonium abdestillirte alkoholreiche Flüssigkeit wurde behufs Abscheidung der darin neben Alkohol enthaltenen Stoffe, Aldehyd und Essigäther (Aethylacetat), von Neuem der fraktionirten Destillation unterworfen. Die Trennung des Aldehydes vom Alkohol geht, trotz des großen Unterschiedes in den Siedepunkten (der Acetaldehyd siedet bei 20,8° C., der Aethylalkohol bei 78,4° C.), überaus langsam vor sich. Bei den ersten Destillationen geht gar keine Flüssigkeit unter 60—65° C. über und erst ganz allmählich bei den folgenden Destillationen erhält man niedriger siedende Gemische von Alkohol und Aldehyd. Die Abscheidung so kleiner Mengen Aldehyd neben so großen Mengen Alkohol, wie sie bei dem Vorlaufe des Kirschbranntweines vorliegen, dürfte ganz unmöglich sein; höchstens wird es gelingen, einen Bruchtheil desselben in reinem Zustande zu gewinnen. Da die hierzu erforderlichen sehr zahlreichen Destillationen wegen des niedrigen Siedepunktes des Aldehydes trotz Kühlens mit Eis mit erheblichen Verlusten verknüpft sind, verzichtete man darauf, den Aldehyd durch bloße Destillation von dem Alkohol zu trennen; man versuchte vielmehr die Reindarstellung des Aldehydes nach chemischem Verfahren.

Zu dem Zwecke wurde die fraktionirte Destillation so lange fortgesetzt, bis man eine genügende Menge Flüssigkeit erhielt, die zwischen 23° und 45° siedete (bei 21° C., dem Siedepunkte des Aldehydes, gingen nur wenige Tropfen Flüssigkeit über); die Flüssigkeit enthielt reichliche Mengen Aldehyd in starker Konzentration, wie ihr eigenartiger, erstickender Geruch bewies. Man versetzte die Aldehydlösung mit dem gleichen Raumtheile nach Möglichkeit entwässerten Aethers und leitete in das Gemisch durch ein weites Rohr unter starker Abkühlung trockenes Ammoniakgas. Es entstand alsbald ein weißer krystallinischer Niederschlag von Aldehyd-Ammoniak. Nachdem die Flüssigkeit mit Ammoniak gesättigt war, wurden die Krystalle rasch abgesaugt, mit Aether gewaschen und bei gewöhnlicher Temperatur im Exsikkator getrocknet. Die Krystalle waren vollkommen weiß und rochen stark nach Aldehyd Ammoniak.

Die Natur der Krystalle wurde nicht allein durch die Elementaranalyse, sondern auch durch die Bestimmung des Ammoniakgehaltes festgestellt. Gewogene Mengen wurden in einem Kölbchen mit verdünnter Schwefelsäure versetzt und destillirt; es gingen reichliche Mengen Aldehyd über. Der alles Ammoniak der Krystalle als Ammoniumsulfat enthaltende Rückstand wurde nach dem Erkalten mit Natronlauge alkalisch gemacht und das hierbei entwickelte Ammoniak in eine gemessene Menge $^1/_{10}$-Normalschwefelsäure geleitet; die überschüssige Schwefelsäure in der Vorlage wurde mit $^1/_{10}$-Normalkalilauge zurücktitrirt.

Die Untersuchung der Krystalle hatte folgendes Ergebniß:

0,2216 g Stoff gaben 0,3178 g Kohlensäure und 0,2256 g Wasser;
0,2639 „ „ „ 0,3796 „ „ „ 0,2708 „ „

Das Ammoniak aus 0,1790 g Stoff erforderte zur Sättigung 29,7 ccm $^{1}/_{10}$-Normalschwefelsäure.
" " " 0,1921 " " " " " 31,8 " "
" " " 0,1992 " " " " " 33,2 " "

	gefunden I	II	III	IV	V	berechnet für Aldehyd-Ammoniak (C_2H_7NO)
Prozente Kohlenstoff . .	39,11	39,23	—	—	—	39,30
Prozente Wasserstoff . .	11,33	11,43	—	—	—	11,49
Prozente Stickstoff . . .	—	—	23,26	23,19	23,35	23,00

Die Krystalle waren hiernach Aldehyd-Ammoniak. Diese Verbindung zersetzt sich beim Stehen in seine Bestandtheile, wovon man sich schon durch den Geruch überzeugen kann; sie färbt sich bald gelb. Eine in einem Exsikkator über konzentrirter Schwefelsäure aufbewahrte Probe war nach einiger Zeit vollständig verdunstet; die Schwefelsäure war durch den aufgenommenen Aldehyd schwarzbraun geworden und enthielt viel Ammoniak.

Aus dem Aldehyd-Ammoniak schied man nunmehr den Aldehyd ab. Zu dem Zwecke wurden die Krystalle mit stark verdünnter Schwefelsäure übergossen und die entstandene Lösung destillirt; zusammen mit Wasserdämpfen destillirte der Aldehyd über. Das Destillat wurde wiederholt über Chlorcalcium rektifizirt und die Dämpfe schließlich durch ein mit Chlorcalcium gefülltes Röhrchen geleitet. Bei der geringen Menge Aldehyd-Ammoniak, die nur zur Verfügung stand, gelang es nicht, den Aldehyd vollkommen rein und frei von Wasser zu erhalten. Die Elementaranalyse hatte folgendes Ergebniß:

0,1787 g Stoff gaben 0,3526 g Kohlensäure und 0,1497 g Wasser;
0,1944 " " " 0,3821 " " " 0,1644 " "

	gefunden I	II	berechnet für Aldehyd (C_2H_4O)
Prozente Kohlenstoff . .	53,81	53,60	54,53
Prozente Wasserstoff . .	9,33	9,42	9,11

Nach diesen Analysen enthielt der Aldehyd noch kleine Mengen Wasser; auch war er bereits ein wenig zu Essigsäure oxydirt, da er schwach, aber deutlich sauer reagirte. Es unterliegt aber dennoch keinem Zweifel, daß hier Acetaldehyd vorlag.

Die Abscheidung des Aldehydes durch Ammoniak in ätherischer Lösung ist keine quantitative; da ferner in den über 45° C. siedenden Antheilen des Destillates noch erhebliche Mengen Aldehyd vorhanden waren, mußte man den Gehalt des Vorlaufes an Aldehyd in anderer Weise feststellen; die Abscheidung mit Ammoniak hatte nur den Zweck, den Aldehyd zum Theil als solchen zu gewinnen. Man bediente sich zur annähernden, wie Gegenversuche zeigten, recht befriedigenden Bestimmung des Aldehydes des qualitativen Verfahrens von W. Windisch[1]) mit Meta-Phenylendiaminchlorhydrat. Man bereitete zu dem Zwecke mehrere alkoholische Aldehydlösungen von bekanntem, wachsendem Aldehydgehalte; der Alkoholgehalt dieser Lösungen wurde gleich dem des zu untersuchenden Vorlaufes gemacht. Man brachte in gleich weite Probirröhrchen je 0,1 g tadellos aussehendes Meta-Phenylendiaminchlorhydrat und 15 ccm der Aldehydlösungen, wodurch man eine deutlich abgestufte Reihe von gelben Farbentönen erzielte. Gleichzeitig wurde derselbe Versuch mit dem Vorlaufe des Kirschbranntweines angestellt; nach zwei Stunden verglich man die Farbentöne. Eine der Aldehydlösungen hatte

[1]) Zeitschr. f. Spiritusindustrie [2]. 1886. 9. 519.

dieselbe Farbentiefe wie der Vorlauf; der Aldehydgehalt beider war somit gleich. Da man einerseits den Aldehydgehalt der selbst bereiteten Lösung, andererseits die Menge des Vorlaufes kannte und wußte, aus wieviel Kirschbranntwein er gewonnen war, konnte man den Aldehydgehalt des Kirschbranntweines berechnen.

Von Interesse war die Beobachtung der freiwilligen Bildung von Metaldehyd und anderen Kondensationsprodukten des Aldehydes in dem Vorlauf. Als der ziemlich mit Aldehyd angereicherte Vorlauf, der schwach sauer reagirte und etwas Blausäure enthielt, längere Zeit sich selbst überlassen wurde, schieden sich am Boden des Gefäßes nicht festsitzende, sondern freiliegende prismatische Krystalle von erheblicher Länge ab; zwei von denselben waren 4—5 cm lang. Sie waren farblos und durchsichtig, wurden aber an der Luft und im Exsikkator bald weiß und undurchsichtig. Die Elementaranalyse der Krystalle hatte folgendes Ergebniß:

0,2123 g Stoff gaben 0,4235 g Kohlensäure und 0,1700 g Wasser.

	gefunden	berechnet für Metaldehyd $(C_2H_4O)n$
Prozente Kohlenstoff . .	54,40	54,53
Prozente Wasserstoff . .	8,92	9,11

Die Krystalle waren somit Metaldehyd. Auch andere Kondensationsprodukte und Verbindungen des Aldehyds, wahrscheinlich Paraldehyd und Acetal, hatten sich bei dem Stehen des alkoholhaltigen Vorlaufes gebildet. Als man nämlich diesen Vorlauf fraktionirt destillirte, hatten die letzten Antheile nicht mehr den reinen Geruch des Aethylalkohols, sondern rochen ätherisch; auf eine nähere Prüfung dieser erst im Verlaufe der Untersuchung entstandenen Stoffe wurde nicht eingegangen.

Von sonstigen Stoffen enthielt der Vorlauf des Kirschbranntweines noch Essigäther in beträchtlichen Mengen; er macht den Hauptbestandtheil des Vorlaufes aus. Die Trennung dieses Esters von dem Alkohol durch fraktionirte Destillation ist überaus schwierig, weil die Siedepunkte dieser beiden Flüssigkeiten sehr nahe bei einander liegen: der Essigäther siedet bei 77,1° C., der Alkohol bei 78,4° C. Aehnlich wie bei dem Aldehyd mußte man sich auch hier darauf beschränken, einen Theil des Essigäthers in reinem Zustande abzuscheiden, um ihn durch die Elementaranalyse und seine physikalischen Eigenschaften genügend zu kennzeichnen; die Bestimmung der Gesammtmenge des in dem Kirschbranntwein enthaltenen Essigäthers wurde in einem besonderen Versuche vorgenommen.

Bei der Abscheidung des Essigäthers durch Destillation aus dem Vorlaufe des Kirschbranntweines gab nur der Geruch Fingerzeige für das Wechseln der Vorlage; der angenehme Geruch des Esters zeigte seine Anwesenheit deutlich an. Durch oft wiederholte Destillationen suchte man den Essigäther nach Möglichkeit zu konzentriren, und man erhielt schließlich eine hinreichende Menge Flüssigkeit, welche stark nach Essigäther roch. Zur Abscheidung des Essigäthers wurde die mit Wasser versetzte Flüssigkeit mit trockenem Chlornatrium bis zur Sättigung geschüttelt, wobei sich der Essigäther von dem Alkohol trennte und auf der Salzlösung schwamm. Er wurde in einem kleinen Scheidetrichter abgehoben, über Chlorcalcium getrocknet und durch fraktionirte Destillation gereinigt. Die Elementaranalyse des Essigäthers ergab Folgendes:

0,1715 g Stoff gaben 0,3406 g Kohlensäure und 0,1364 g Wasser.
0,2362 „ „ „ 0,4704 „ „ „ 0,1905 „ „

	gefunden I	gefunden II	berechnet für Essigäther ($C_4H_8O_2$)
Prozente Kohlenstoff . .	54,16	54,31	54,53
Prozente Wasserstoff . .	8,86	8,98	9,11

Zur Bestimmung des Gehaltes des Kirschbranntweines an Essigäther wurde eine gemessene Menge des von Blausäure und dem größten Theile des Aldehydes befreiten Vorlaufes mit wenig Potasche destillirt, das Destillat mit Natronlauge stark alkalisch gemacht und am Rückflußkühler eine Stunde erhitzt. Sodann wurde destillirt, bis aller Alkohol übergegangen war, und der Rückstand mit verdünnter Schwefelsäure schwach angesäuert; die dadurch in Freiheit gesetzten flüchtigen Fettsäuren wurden durch Einleiten von Wasserdampf abdestillirt und das Destillat wurde mit $^1/_2$-Normal-Kalilauge titrirt. Zur Feststellung der Natur der aus den Estern entstandenen Säuren wurde die Lösung der Kalisalze eingeengt, eine gemessene Menge der Lösung in einem Destillirkolben mit verdünnter Schwefelsäure versetzt und die Fettsäuren durch Einleiten von Wasserdampf abdestillirt. Das saure Destillat wurde mit Barytwasser neutralisirt, das Wasser zum Theil verdampft, die Lösung der Baryumsalze in eine Porzellanschale übergeführt, schließlich in eine Platinschale filtrirt, auf dem Wasserbade vollständig eingedampft und im Trockenschranke getrocknet. Das auf diese Weise gewonnene Baryumsalz war vollkommen weiß; es wurde mit Hülfe eines Spatels von dem Boden der Platinschale losgelöst, zu einem feinen Pulver zerrieben und dieses nochmals sorgfältig getrocknet. Die Baryumbestimmung, die in der früher beschriebenen Weise[1]) vorgenommen wurde, hatte folgendes Ergebniß:

0,2467 g Baryumsalz gaben 0,2265 g Baryumsulfat.
0,3888 „ „ „ 0,3574 „ „

	gefunden I	gefunden II	berechnet für essigsaures Baryum $(C_2H_3O_2)_2Ba$
Prozente Baryum . . .	54,00	54,07	53,76

Aus diesen Zahlen ergiebt sich, daß das Baryumsalz nicht reines essigsaures Baryum war; der hohe Baryumgehalt lehrt vielmehr, daß es noch mit dem Baryumsalze einer Säure mit kleinerem Molekulargewichte vermischt war. Die Baryumbestimmung in den trockenen Baryumsalzen nach dem früher beschriebenen Verfahren ist so genau, daß ein Unterschied von 0,27 % Baryum im Mittel nicht mehr gewöhnlichen Analysenfehlern zur Last gelegt werden kann.

Von Fettsäuren mit niedrigerem Molekulargewichte als die Essigsäure giebt es nur eine, die Ameisensäure; diese mußte daher in dem Salzgemische vorhanden sein. Weitere Versuche bestätigten dies. Man bestimmte die Ameisensäure in einem Theile der vorher durch Sättigen der überdestillirten Fettsäuren erhaltenen Kaliumsalze nach dem Verfahren von Portes und Ruyssen[2]) mit Quecksilberchlorid; man erhielt eine beträchtliche Menge Kalomel, aus der man die Ameisensäure und daraus den Gehalt des Kirschbranntweines an Ameisensäure-Aethylester berechnete. Dieser gewürzig riechende, leichtflüchtige, bei 54,4° C. siedende Stoff, der sich auch in vielen anderen Qualitätsbranntweinen[3]) findet, konnte in dem Vorlaufe des

---

[1]) Diese Arbeiten 1893. S. 264.

[2]) Compt. rend. 1876. 82. 1504; Arb. aus d. Kaiserl. Gesundheitsamte 1893. S. 263.

[3]) Arb. aus d. Kaiserl. Gesundheitsamte 1892. S. 292.

Kirschbranntweines weder durch den Geruch noch auf andere Weise erkannt werden; noch viel weniger konnte an seine Abscheidung durch fraktionirte Destillation gedacht werden. Durch die Zerlegung des Esters in Säure und Alkohol und die Prüfung der Säure ist aber sein Vorkommen im Kirschbranntweine und seine Menge sehr genau festgestellt worden.

In dem Vorlaufe des Kirschbranntweines sind somit folgende Stoffe nachgewiesen und bestimmt worden: Acetaldehyd, Ammoniak, kleine Mengen organischer Basen, Blausäure, Ameisensäure-Aethylester (Ameisensäureäther) und Essigsäure-Aethylester (Essigäther). Keiner von diesen Stoffen hat in verdünntem Zustande einen üblen Geruch, und thatsächlich riecht der Vorlauf des Kirschbranntweines sehr angenehm fruchtartig und nach Blausäure.

b. Untersuchung des Nachlaufes des Kirschbranntweines.

Wie bei der Beschreibung der Destillation des Kirschbranntweines (S. 18) mitgetheilt wurde, hatte man den Nachlauf des Kirschbranntweines in drei verschiedenen Antheilen gesammelt. Der „erste Nachlauf“ im Betrage von wenigen Litern, der vollkommen wasserhell war, enthielt neben den Nachlaufbestandtheilen noch viel Aethylalkohol. Der „zweite Nachlauf“, ebenfalls nur wenige Liter umfassend, war trübe und schwach gelblich, enthielt nur wenig Aethylalkohol, aber die Hauptmenge der Nachlaufprodukte des Kirschbranntweines, die zum Theil als Oel auf der Oberfläche der Flüssigkeit schwammen. Der „dritte Nachlauf“ enthielt die gesammten Nachdestillate und hatte daher ein sehr großes Volumen. Er war frei von Aethylalkohol, wenig trübe, von ranzigem Geruche; auf der Oberfläche schwammen Oeltröpfchen und kleine Fettflitter.

Der „erste Nachlauf“ wurde wiederholt aus einer geräumigen Kupferblase unter Anwendung des dephlegmirenden gläsernen Kugelaufsatzes der fraktionirten Destillation unterworfen, wodurch noch eine beträchtliche Menge Aethylalkohol abgeschieden wurde, der frei von fremdem Nebengeruche war. Der die Nachlaufbestandtheile enthaltende Rückstand der Destillation wurde mit dem „zweiten Nachlaufe“ vereinigt.

Der „dritte Nachlauf“ enthielt neben freien Fettsäuren nur geringe Mengen riechender Nachlaufbestandtheile. Man machte ihn mit Potasche alkalisch und destillirte ihn unter Anwendung eines einfachen Kugelaufsatzes, bis das Destillat keinen ausgesprochenen Geruch mehr hatte; das Destillat wurde mit dem „zweiten Nachlaufe“ vereinigt. Sodann wurde der größte Theil des Wassers unter Anwendung eines Rektifizieraufsatzes abdestillirt; dasselbe war mit Stoffen organischer Natur nicht mehr gemischt. Die im Rückstande verbleibende wässerige Lösung enthielt neben Potasche und Kalisalzen von Fettsäuren auch G l y c e r i n. Zu dessen Abscheidung wurde die wässerige Salzlösung aus dem Sandbade im luftverdünnten Raum bis fast zur Trockne destillirt, der Rückstand in Wasser gelöst und nochmals destillirt. Das Destillat wurde weiter auf Glycerin untersucht und der Rückstand, der neben Potasche die Kalisalze von Fettsäuren enthielt, mit den später aus dem „zweiten Nachlaufe“ abgeschiedenen fettsauren Kalisalzen vereinigt.

Nunmehr waren die übrigen Bestandtheile des Nachlaufes des Kirschbranntweines in dem „zweiten Nachlaufe“ vereinigt, der nur noch wenige Prozente Aethylalkohol enthielt. Derselbe wurde viermal mit Aether ausgeschüttelt, die abgehobenen Aetherschichten mit wenig Wasser geschüttelt und die Wasserschicht mit dem ausgeschüttelten Rückstande vereinigt. Letzterer enthielt im Wesentlichen niedere Fettsäuren, die dem Wasser durch Aether nicht entzogen werden, und daneben basische Stoffe, die sich wohl nach der Destillation mit den Fettsäuren vereinigt hatten. Man verjagte den größten Theil des Aethers auf dem Wasserbade bei niederer Temperatur, machte dann die Flüssigkeit mit Kalilauge alkalisch, destillirte die dadurch freigemachten Basen ab und leitete diese in eine gemessene Menge $^1/_{10}$-Normalschwefelsäure; die überschüssige Schwefelsäure wurde mit $^1/_{10}$-Normalkali zurücktitrirt.

Die Untersuchung der aus dem Nachlaufe des Kirschbranntweines abgeschiedenen Basen wurde in derselben Weise wie bei den aus dem Vorlaufe gewonnenen Basen ausgeführt. Durch Destillation der titrirten Lösung mit Kali, Einleiten des Destillates in Salzsäure und Verdampfen der letzteren im Wasserbade hinterblieben die Chlorhydrate der Basen als gelblich gefärbte Salzmasse; ihre Menge war gering. Die Salze gaben die Reaktion mit Neßler's Reagens sehr stark, und beim Annähern eines mit Salzsäure befeuchteten Glasstabes an die mit Kali versetzte Lösung der Salze entstanden schwere, zu Boden sinkende Nebel; wasserfreier Alkohol löste nur wenig von der Salzmasse, im Wesentlichen nur die gelbfärbenden Verunreinigungen auf, so daß ein viel weniger gefärbter Rückstand hinterblieb. Diese Beobachtungen deuten alle darauf hin, daß die Salze hauptsächlich aus Chlorammonium bestanden, und dies wurde durch die weitere Untersuchung bestätigt. Die gelb gefärbte Salzmasse enthielt 64,61 % Chlor (gewichtsanalytisch mit Silbernitrat bestimmt), während man für Chlorammonium 66,26 % berechnet. Das in bekannter Weise dargestellte Platin-Doppelsalz, das dem Platinsalmiak vollständig glich, hinterließ beim Glühen 43,36 % Platin, während der Platinsalmiak 43,91 % Platin enthielt. Damit ist bewiesen, daß die aus dem Nachlaufe des Kirschbranntweines abgeschiedene Basis im Wesentlichen aus Ammoniak besteht. Dies tritt noch klarer hervor, wenn man berücksichtigt, daß das salzsaure Salz der Basis, wie die gelbe Farbe desselben bewies, nicht rein war, sondern noch kleine Mengen nichtbasischer Bestandtheile enthielt. Als man es mit Alkohol auskochte, hinterblieb ein wenig gelb gefärbtes Salz mit 65,81 % Chlor, das dem Chlorammonium (mit 66,26 % Chlor) in der Zusammensetzung noch näher kommt. Außer dem Ammoniak ist somit nur eine sehr geringe Menge anderer, organischer Basen in dem Kirschbranntweine enthalten. Der Geruch derselben ist in keiner Weise hervortretend; übelriechende Bestandtheile basischer Natur kommen daher auch in dem Nachlaufe des Kirschbranntweines nicht vor, dieselben fehlen somit diesem Branntweine vollständig (in anderen, an sich sehr übelriechenden Branntweinen hat man sie in beträchtlichen Mengen gefunden).

In der alkalischen Lösung, von der die Basen abdestillirt worden waren, fanden sich die Kalisalze der niederen Fettsäuren aus dem „zweiten Nachlaufe". Auch aus dem „dritten Nachlaufe" hatte man Salze von Fettsäuren abgeschieden (s. S. 25), die man zusammen mit den hier gewonnenen verarbeitete. Man säuerte die Potasche enthaltende Flüssigkeit in einem Scheidetrichter vorsichtig mit Schwefelsäure an und schüttelte sie wiederholt mit Aether aus; im wässerigen Rückstande hinterblieben die niederen Fettsäuren, von dem Aether wurden die höheren Fettsäuren aufgenommen. Die ätherische Lösung verwahrte man einstweilen; die wässerige Lösung machte man alkalisch, verjagte den gelösten Aether durch Abdampfen und vereinigte den Rückstand mit der aus dem „zweiten Nachlaufe" gewonnenen Lösung von Kalisalzen der niederen Fettsäuren.

Die Lösung der Kalisalze der niederen Fettsäuren des Kirschbranntweines wurde in einen 500 ccm Kolben gespült und mit destillirtem Wasser bis zur Marke aufgefüllt. In einem

Theile der mit Essigsäure neutralisirten Lösung wurde die Ameisensäure mittels Quecksilberchlorid (durch Wägen des abgeschiedenen Quecksilberchlorürs) bestimmt; aus 50 ccm Salzlösung erhielt man 1,7914 g vollkommen weißes Quecksilberchlorür, entsprechend 0,1624 g Ameisensäure.

Weitere 25 ccm der alkalischen Lösung wurden in ein Kölbchen gebracht, mit Schwefelsäure angesäuert und die frei gemachten Fettsäuren mit Wasserdampf abdestillirt; die übergegangenen Fettsäuren wurden mit $^1/_2$-Normal-Kalilauge titrirt. Man stellte auf diese Weise die Gesammtmenge der freien niederen Fettsäuren des Kirschbranntweines fest. Die durch Sättigen der destillirten Fettsäuren erhaltene Lösung der Kalisalze wurde eingedampft und mit den übrigen Kalisalzen vereinigt.

Zur weiteren Untersuchung wurde die ganze Lösung der Kalisalze mit dem gleichen Raumtheile einer Chromsäuremischung versetzt, welche durch Auflösen von 60 g reinem Kaliumbichromat in 150 ccm konzentrirter Schwefelsäure und 500 ccm destillirtem Wasser erhalten wurde. Die Mischung wurde eine Viertelstunde am Rückflußkühler gekocht. Dadurch wird die Ameisensäure, die bei der Untersuchung der anderen niederen Fettsäuren störend gewirkt hätte, zu Kohlensäure und Wasser oxydirt, während die anderen Fettsäuren nicht verändert werden [1]). Die letzteren wurden im Wasserdampfstrom abdestillirt und das in Kolben aufgefangene Destillat mit Barytwasser gesättigt. Die Baryumsalzlösung wurde in den Glaskolben stark eingeengt, in eine Porzellanschale übergeführt und darin auf dem Wasserbade weiter eingeengt. Da die Lösung noch eine kleine Menge überschüssiges Baryumhydrat enthielt (sie reagirte alkalisch), wurde Kohlensäure in dieselbe eingeleitet und das Baryumhydrat als Karbonat gefällt. Hierauf wurde die Flüssigkeit auf dem Wasserbade erwärmt und die heiße Flüssigkeit in eine große Platinschale filtrirt. Das Filtrat wurde auf dem Wasserbade eingedampft und der Rückstand längere Zeit im Wassertrockenschrank getrocknet. Die vollständige Entfernung des Wassers gelingt indeß bei größeren Salzmengen auf diese Weise nicht, da die Baryumsalzlösung, ähnlich wie die Milch, an der Oberfläche eine Haut bildet, welche das unter derselben befindliche Wasser am Verdampfen hindert. Man muß die Haut mit einem Platinspatel häufig beiseite schieben und die Flüssigkeit an den Wänden der Schale vertheilen. Ist die Salzmasse dem Ansehen nach trocken, so löst man sie mit einem Spatel von dem Boden und den Wänden der Schale ab, zerdrückt sie mit dem Spatel und trocknet sie aufs Neue. Nach einigen Stunden zerreibt man die Salzmasse in der Schale mit einem kleinen Pistill zu einem feinen Pulver und setzt die Schale nochmals mehrere Stunden in den Trockenschrank. Auf diese Weise erhält man die Baryumsalze in der Form eines vollkommen weißen Pulvers, das sich beim Aufbewahren im Exsikkator ganz wasserfrei erhält.

Die Untersuchung der Baryumsalze wurde in der früher [2]) beschriebenen Weise durch Ausziehen derselben mit wasserfreiem Alkohol ausgeführt. Eine Baryumbestimmung ergab, wie nicht anders zu erwarten war, daß die niederen freien Fettsäuren des Kirschbranntweines zum weitaus größten Theile aus Essigsäure bestand; man erhielt 53,36 % Baryum, während essigsaures Baryum 53,76 % und buttersaures Baryum 44,08 % Baryum enthält. Das durch Alkohol dem Gemische entzogene Baryumsalz enthielt 45,63 % Baryum; das vom Alkohol nicht aufgenommene Salz war fast reines essigsaures Baryum (man fand darin 53,68 %

[1]) Vergl. Arbeiten aus d. Kaiserl. Gesundheitsamte 1893. S. 263.

[2]) Ebendaselbst 1893. S. 264.

Baryum). Die aus dem in Alkohol löslichen Baryumsalze frei gemachte Fettsäure roch stark und ausschließlich nach Buttersäure; Baldriansäure, die sich durch ihren starken und charakteristischen Geruch selbst in Spuren bemerkbar gemacht hätte, fehlte unter den freien Fettsäuren des Kirschbranntweines vollständig. Die niederen Fettsäuren des Kirschbranntweines bestanden somit aus viel Essigsäure und wenig Buttersäure und Ameisensäure. Da letztere durch die Chromsäuremischung zerstört war, reichen die vorher angeführten Baryumbestimmungen zur Berechnung des Gehaltes an Buttersäure aus. Die Formeln hierzu sind in einer früheren Mittheilung [1]) abgeleitet worden.

Nunmehr wurde zu der Untersuchung der ätherischen Lösungen geschritten, welche den größten und interessantesten Theil des Kirschbranntweinnachlaufes enthielt. Man destillirte den Aether aus dem Wasserbade bei niedriger Temperatur unter Anwendung eines Destillationsaufsatzes ab. Der Rückstand wurde mit wasserfreiem Kupfersulfat entwässert und der fraktionirten Destillation unterworfen; diese wurde zunächst so ausgeführt, daß man nur die unter 132° C. und die über dieser Temperatur siedenden Stoffe nach Möglichkeit trennte. Diese beiden Antheile wurden gesondert untersucht.

α) Untersuchung des unter 132° C. siedenden, in Aether löslichen Theiles des Kirschbranntweinnachlaufes.

Die erhebliche Mengen Alkohol enthaltende Flüssigkeit reagirte nur sehr schwach sauer; auf freie Säuren brauchte man daher nicht näher zu prüfen und ging sofort an die Abscheidung etwa vorhandener Säureester. Zu dem Zwecke wurde die Flüssigkeit mit festem Natriumhydrat versetzt, dieses durch Umschütteln aufgelöst und die Lösung am Rückflußkühler erwärmt. Nach ½stündiger Einwirkung wurde die Flüssigkeit destillirt, und zuletzt alle flüchtigen Bestandtheile vollständig mit Wasserdampf übergetrieben. Im Rückstande hinterblieben die Natriumsalze der aus den unter 132° C. siedenden Estern abgeschiedenen Fettsäuren; von diesen waren hier nur die niederen (bis zur Buttersäure) zu erwarten, da nur deren Aethylester unter 132° C. sieden.

Man prüfte einen kleinen Theil der Lösung der fettsauren Natronsalze zunächst mit Quecksilberchlorid auf Ameisensäure. Da die Reaktion eintrat, wurde die Ameisensäure in einem Theile der Salzlösung mit Quecksilberchlorid bestimmt, in einem anderen Theile durch Kochen mit der oben (S. 27) angegebenen Chromsäuremischung oxydirt; die nicht angegriffenen Fettsäuren wurden abdestillirt und mit ½-Normal-Kalilauge titrirt. Die Kalisalze wurden eingeengt, in einem Kolben mit Schwefelsäure versetzt und die freien Fettsäuren abermals mit Wasserdampf destillirt. Das Destillat wurde mit Barytwasser gesättigt; in der vorher beschriebenen Weise wurden dann die reinen und trockenen Baryumsalze dargestellt und untersucht.

Der Baryumgehalt des Salzgemisches betrug 48,17 %, entsprach also nahezu dem propionsauren Baryum, welches 48,44 % Baryum enthält. Durch Ausziehen der Salze mit Alkohol zeigte sich aber bald, daß ein Gemenge von essigsaurem Baryum mit viel buttersaurem Baryum vorlag. Das von dem Alkohol gelöste Baryumsalz enthielt 44,76 % Baryum, der ungelöste Rückstand 52,43 % Baryum. Als man den Rückstand nochmals mit Alkohol aus-

[1]) Arb. a. d. Kaiserl. Gesundheitsamte 1893. 8. 269.

kochte, hinterblieb ein Salz mit 53,62 % Baryum; es war nahezu reines essigsaures Baryum, welches 53,76 % Baryum fordert; damit stimmte auch der Geruch der aus dem Baryumsalze freigemachten Säure, welcher hauptsächlich Essigsäure anzeigte und erst beim Erwärmen eine Spur Buttersäure erkennen ließ.

Das bei dem ersten Ausziehen des Baryumsalzgemisches mit Alkohol gewonnene Baryumsalz mit 44,76 % Baryum wurde nochmals mit Alkohol ausgekocht, wobei nur ein geringer Rückstand blieb. Das gelöste Salz enthielt 44,20 % Baryum; es war nahezu reines buttersaures Baryum (dieses enthält 44,08 % Baryum), wie auch der Geruch der freien Säure bestätigte. Propionsäure und Baldriansäure konnten auch hier nicht nachgewiesen werden. Man fand somit von den niederen Fettsäuren in der Form von Estern nur Ameisensäure, Essigsäure und Buttersäure im Nachlaufe des Kirschbranntweines.

Von Interesse war es, festzustellen, ob die im Kirschbranntweine vorkommende Buttersäure normale oder Isobuttersäure ist. Die Bestimmung des Siedepunktes würde zur Entscheidung dieser Frage ausreichen, denn die normale Buttersäure siedet bei 162,3° C., die Isobuttersäure bei 154° C. Auch kann man die Aethylester der Säure darstellen (durch Einleiten von gasförmiger Chlorwasserstoffsäure in eine Lösung der Säure in Alkohol, Abscheiden des Esters mit Wasser, Abheben, Trocknen mit Chlorcalcium und Fraktioniren des Esters) und dessen Siedepunkt bestimmen. Zu beiden Verfahren reichte indessen die aus dem Kirschbranntweine abgeschiedene Menge Buttersäure nicht aus. Man schlug daher einen anderen Weg ein, der auf den verschiedenen Löslichkeitsverhältnissen der Calciumsalze der beiden Buttersäuren beruht. Das Calciumsalz der normalen Buttersäure ist nämlich in der Wärme schwerer löslich als in der Kälte, das Calciumsalz der Isobuttersäure aber in der Wärme leichter löslich; erwärmt man daher eine bei gewöhnlicher Temperatur gesättigte Lösung von normalem buttersauren Calcium, so wird sie trübe, während eine Lösung von isobuttersaurem Calcium unter diesen Umständen klar bleibt[1]).

Man löste das Baryumsalz, welches 44,20 % Baryum enthielt, in Wasser, fügte Schwefelsäure hinzu, destillirte die freien Fettsäuren im Wasserdampfstrome über und sättigte sie mit Kalkwasser. Die Lösung der Kalksalze wurde in einer Porzellanschale auf dem Wasserbade eingeengt, in eine Platinschale filtrirt und darin vollständig eingetrocknet. Einen Theil des trockenen Calciumsalzes schüttelte man in einem Probirröhrchen mit einer solchen Menge Wasser, daß eine gesättigte Lösung entstand und ein Theil des Salzes ungelöst blieb. Unter öfterem Umschütteln ließ man die Mischung 24 Stunden bei etwa 5° C. stehen. Dann nahm man die Lösung mit einer Pipette heraus und filtrirte sie durch ein kleines Filter in ein anderes Probirröhrchen. Das Probirröhrchen mit dem Filtrat wurde in ein mit Wasser gefülltes Becherglas getaucht und das Wasser erwärmt. Schon nach kurzer Zeit trübte sich die Lösung des Calciumsalzes; es lag somit das Calciumsalz der normalen Buttersäure vor.

Denselben Versuch stellte man auch mit dem Calciumsalze der freien, aus dem Kirschbranntweine in der Form des Baryumsalzes abgeschiedenen Buttersäure. Man erhielt dasselbe Ergebniß: auch die freie Buttersäure des Kirschbranntweines ist normale Buttersäure.

Bemerkenswerth und im ersten Augenblicke überraschend ist das Vorkommen von Ameisensäure- und Essigsäure-Estern im Nachlaufe des Kirschbranntweines. Ester der Buttersäure

---

[1]) O. Hecht, Annal. Chem. Pharm. 1882. **213.** 72.

mußten, wenn sie überhaupt im Kirschbranntweine enthalten waren, im Nachlaufe gefunden werden, denn das normale Aethylbutyrat siedet bei 119,9° C. Das Aethylformiat siedet dagegen bei 54,4° C. und das Aethylacetat, der Essigäther, bei 77,1° C.; sie mußten daher im Vorlaufe der Destillation enthalten sein, wo sie auch wirklich aufgefunden wurden. Da bei der erprobten, vorzüglichen Wirkung der großen Rektifizirkolonnen die Annahme, Aethylformiat und -acetat seien trotz ihres niedrigen Siedepunktes in den Nachlauf der Destillation gelangt, unhaltbar ist, muß das Vorkommen von Estern der Ameisensäure und Essigsäure im Nachlaufe des Kirschbranntweines eine andere Ursache haben.

Man könnte vermuthen, daß Ester der Ameisensäure und Essigsäure mit höheren Alkoholradikalen im Kirschbranntweine enthalten seien, in erster Linie Amylester, da der Amylalkohol die Hauptmenge der höheren Alkohole des Kirschbranntweines ausmacht. Diese Annahme ist indessen sehr unwahrscheinlich, weil der Kirschbranntwein nur sehr wenig höhere Alkohole enthält; auf 1000 bis 2000 Theile Aethylalkohol kommt, wie alsbald gezeigt werden wird, durchschnittlich 1 Theil der höheren Alkohole. Nimmt man an, daß die Fähigkeit der Alkohole, sich mit den Säuren zu verbinden, gleich groß ist, so kann man immer nur auf je 1000 bis 2000 g Aethylester 1 g Ester mit höherem Alkoholradikal erwarten. Enthält hiernach ein Kirschbranntwein, wie es der Wirklichkeit ungefähr entspricht, 70 g Essigäther in 100 Litern, so ist sein Gehalt an Estern mit höheren Alkoholradikalen nach den gemachten Voraussetzungen nur 0,035 bis 0,07 g in 100 Litern. Die Menge der im Nachlaufe gefundenen Ameisensäure- und Essigsäure-Ester war aber bedeutend größer.

Eine andere Erklärung für diese Erscheinung dürfte dagegen das Richtige treffen. Der Nachlauf des Kirschbranntweines enthielt neben Aethylalkohol und den höheren Alkoholen unter anderen auch die freien niederen Fettsäuren. Da der Nachlauf vor seiner Verarbeitung lange Zeit unberührt stand, so ist nichts natürlicher, als daß sich ein Theil der freien niederen Fettsäuren mit den Alkoholen zu Estern vereinigte, und da auch Aethylalkohol vorhanden war, entstanden auch die Aethylester dieser Säuren. Auf Grund dieser Ueberlegung brachte man die im Nachlaufe des Kirschbranntweines gefundenen Ester der Ameisensäure und Essigsäure als freie Säuren in Anrechnung.

Die von den Natronsalzen, zuletzt mit Wasserdampf abdestillirte Flüssigkeit bildete zwei Schichten, eine obere, gelbliche, ölige und eine untere, farblose, wässerige. Die Schichten wurden im Scheidetrichter getrennt, die wässerige Flüssigkeit wiederholt mit Aether ausgeschüttelt, die ätherischen Auszüge mit der oberen Oelschicht vereinigt, der Aether aus dem Wasserbade abdestillirt und das Oel zuerst mit trockener Potasche, dann mit entwässertem Kupfersulfat getrocknet. Hierauf wurde das Oel der fraktionirten Destillation unter Anwendung des Vierkugelapparates unterworfen.

Die Abscheidung reiner Körper aus so geringen Mengen eines Flüssigkeitsgemisches, wie sie in dem neutralen, unter 132° C. siedenden Oele aus dem Nachlaufe des Kirschbranntweines vorlagen, durch fraktionirte Destillation ist sehr mühsam und schwierig. Erleichtert wird sie einigermaßen dadurch, daß man die Stoffe, welche die Mischung bilden, ganz oder zum Theil kennt. Dies war hier der Fall, denn es war vorauszusehen, daß das neutrale Oel hauptsächlich die höheren Alkohole des Kirschbranntweines enthielt; der Amylalkohol gab sich denn auch durch seinen zum Husten reizenden Geruch sehr deutlich zu erkennen.

Durch zahlreiche fraktionirte Destillationen gelang es, aus dem Oele die drei höheren Alkohole abzuscheiden, welche bisher in allen durch Gährung des Zuckers mit Hefe entstandenen Flüssigkeiten gefunden wurden, nämlich den normalen Propylalkohol, den Isobutylalkohol und den Amylalkohol. Den Amylalkohol gewann man in ziemlich reinem Zustande, wie die Elementaranalyse und der Geruch darthaten. Die beiden anderen, aus dem Nachlaufe des Kirschbranntweines abgeschiedenen Alkohole waren dagegen nicht rein; dies machte sich besonders dadurch bemerkbar, daß sie einen, den reinen Alkoholen ganz fremden, höchst eigenthümlichen und starken Geruch hatten, der durch einen ihnen beigemischten Stoff verursacht wurde. Die Untersuchung der höheren Alkohole hatte folgendes Ergebniß, wobei zu bemerken ist, daß zu den Elementaranalysen die reinsten Fraktionen verwendet wurden.

1. **Normaler Propylalkohol** $C_3H_8O = 59,87$. Siedepunkt 96,5 ° bis 98,5 ° C. bei 757 mm Barometerstand.

0,1749 g Stoff gaben 0,3869 g Kohlensäure und 0,2076 g Wasser;
0,2163 „ „ „ 0,4797 „ „ „ 0,2546 „ „

		gefunden I	gefunden II	berechnet für Propylalkohol (C_3H_8O)
Prozente Kohlenstoff	. .	60,33	60,48	59,98
Prozente Wasserstoff	. .	13,22	13,11	13,36

2. **Isobutylalkohol** $C_4H_{10}O = 73,74$. Siedepunkt 106 ° bis 108 ° C. bei 755 mm Barometerstand.

0,2274 g Stoff gaben 0,5366 g Kohlensäure und 0,2708 g Wasser;
0,2461 „ „ „ 0,5822 „ „ „ 0,2905 „ „

		gefunden I	gefunden II	berechnet für Isobutylalkohol ($C_4H_{10}O$)
Prozente Kohlenstoff	. .	64,35	64,54	64,84
Prozente Wasserstoff	. .	13,26	13,15	13,54

3. **Amylalkohol** $C_5H_{12}O = 87,71$. Siedepunkt 128 ° bis 131 ° C. Auch der aus dem Nachlaufe des Kirschbranntweines abgeschiedene Amylalkohol war, gerade wie der in dem Kartoffel- und Kornfuselöle vorkommende[1]), nicht einheitlich, sondern ein Gemisch von mindestens zwei Amylalkoholen, dem inaktiven Isoamylalkohol und dem aktiven Amylalkohol. Das spezifische Gewicht des Amylalkoholgemisches aus dem Kirschbranntweine war $d\left(\frac{15^0}{15^0} C.\right) = 0,8104$ bei 15 ° C. gegen Wasser von derselben Temperatur. Es war optisch aktiv und zwar linksdrehend; das spezifische Drehungsvermögen betrug, mit dem Wild'schen Polaristrobometer bestimmt, $[\alpha]_D^{20} = -1,12^0$. Die Elementaranalyse des Amylalkohols hatte folgendes Ergebniß:

0,2364 g Stoff gaben 0,5925 g Kohlensäure und 0,2885 g Wasser;
0,2077 „ „ „ 0,5199 „ „ „ 0,2514 „ „

		gefunden I	gefunden II	berechnet für Amylalkohol ($C_5H_{12}O$)
Prozente Kohlenstoff	. .	68,35	68,27	68,16
Prozente Wasserstoff	. .	13,59	13,48	13,67

[1]) Vergl. Arbeiten aus d. Kaiserl. Gesundheitsamte 1893. S. 210 und 222.

Es kam nun noch darauf an, die Natur des Körpers festzustellen, welcher dem Propylalkohol und dem Butylalkohol den eigenartigen Geruch verlieh. Der Siedepunkt dieses Stoffes, der zwischen 100° und 110° C. liegen mußte, und der Geruch wiesen darauf hin, daß man es mit Acetal zu thun hatte. Da Alkohol und Aldehyd in dem Kirschbranntweine vorkommen, ist die Möglichkeit der Bildung von Acetal, dem bei 103,2° C. siedenden Aethylidendiäthyläther, $CH_3\text{-}CH(OC_2H_5)_2$, gegeben. Die Abscheidung des Acetals in reinem Zustande war nicht ausführbar; dazu war seine Menge zu gering und liegen die Siedepunkte des normalen Propylalkohols (97,5° C.) und des Isobutylalkohols (107° C.) zu nahe. Eine sehr stark nach Acetal riechende, bei 103° bis 105° C. überdestillirende kleine Menge Flüssigkeit lieferte bei der Elementaranalyse folgendes Ergebniß:

0,1983 g Stoff gaben 0,4499 g Kohlensäure und 0,2269 g Wasser;

	gefunden	berechnet für Acetal ($C_6H_{14}O_2$)
Prozente Kohlenstoff . .	61,87	61,00
Prozente Wasserstoff . .	12,74	11,90

Diese Zahlen, die von den für die Zusammensetzung des Acetals geltenden Prozentzahlen stark abweichen, sind indessen nur wenig beweiskräftig. Denn der Kohlenstoffgehalt des Acetals liegt zwischen dem des Propylalkohols und des Butylalkohols; es giebt daher eine Mischung dieser Alkohole, welche genau den Kohlenstoffgehalt des Acetal besitzt. Eher läßt sich schon aus dem Wasserstoffgehalte ein Schluß ziehen, da das Acetal 1,46 % Wasserstoff weniger als der Propylalkohol und 1,64 % weniger als der Butylalkohol enthält. Die untersuchte Flüssigkeit enthielt nun wirklich weniger Wasserstoff als der Propylalkohol; auf das Vorkommen von Acetal im Kirschbranntwein läßt sich indessen aus dieser Elementaranalyse allein nicht schließen.

Außer dem Geruche bewiesen aber die qualitativen Reaktionen mit Sicherheit die Anwesenheit des Acetals. Die Flüssigkeit gab mit Silbernitratlösung erwärmt keine Reduktionserscheinung und mit Neßler's Reagens nur einen geringen gelben Niederschlag; sie zeigte aber mit Meta-Phenylendiaminchlorhydrat die den Aldehyden eigenthümliche Braunfärbung mit grünen Fluorescenzerscheinungen, wie dies auch Acetal thut. Als man die Flüssigkeit mit Schwefelsäure erwärmte, verschwand der Acetalgeruch vollständig und an seine Stelle trat der nicht zu verkennende Aldehydgeruch; das Destillat der mit Schwefelsäure behandelten Flüssigkeit gab alle Aldehydreaktionen sehr stark. Dieses Verhalten ist für das Acetal außerordentlich kennzeichnend; es zerfällt, mit Schwefelsäure erhitzt, unter Wasseraufnahme in Aldehyd und Alkohol:

$$CH_3\text{-}CH(OC_2H_5)_2 + H_2O = CH_3\text{-}CHO + 2\,C_2H_6O.$$

Man benutzte dieses Verhalten zu einer annähernden Bestimmung des Acetals. Die nach Acetal riechende Flüssigkeit wurde in einem kleinen Kölbchen am Rückflußkühler mit Schwefelsäure gekocht, hierauf abdestillirt und das Destillat in vorgelegtem Wasser aufgefangen. Man brachte das Destillat mit aldehydfreiem, hochprozentigem Weingeiste auf einen Alkoholgehalt von 50 Maßprozent und verglich die Reaktion, welche der aus dem Acetal gebildete Aldehyd mit Meta-Phenylendiaminchlorhydrat gab, mit der Reaktion, welche Aldehydlösungen von bekanntem Gehalte mit diesem Körper gaben. Aus dem gefundenen Aldehydgehalte des Destillates konnte man, da jeder Molekel Aldehyd eine Molekel Acetal entspricht, den Acetalgehalt der ursprünglichen Flüssigkeit berechnen.

β) Untersuchung des über 132° C. siedenden, in Aether löslichen Theiles des Kirschbranntweinnachlaufes.

Bei der Destillation des Kirschbranntweines hatte schon der Geruch darauf hingewiesen, daß der Nachlauf desselben Bittermandelöl (Benzaldehyd) enthalte; dieser Stoff mußte sich in dem über 132° C. siedenden Antheile finden (sein Siedepunkt liegt bei 179,1° C.). Um den Benzaldehyd abzuscheiden, versetzte man den Nachlauf mit wenig Alkohol, dann mit freiem Phenylhydrazin und erwärmte die Mischung ganz gelinde im Wasserbade. Als man sie langsam erkalten ließ, trat eine prachtvolle Krystallisationserscheinung auf. In der vollkommen klaren gelblichen Flüssigkeit entstanden allmählich zahlreiche feine, gelbliche, durchsichtige Nadeln, die getrennt von einander in der Flüssigkeit schwammen. Die Nadeln bildeten dann die Mittelpunkte für die weitere Krystallausscheidung. An dem einen Ende der Nadeln setzten sich neue Nadeln an, so daß Krystallsterne entstanden, deren zahlreiche Strahlen von einem Punkte nach allen Richtungen ausgingen. Nachdem diese Gebilde eine gewisse Größe erreicht hatten, sanken sie zu Boden. Schließlich war die ganze Flüssigkeit mit den dünnen, hellgelben, durchsichtigen Krystallnadeln durchsetzt. Man kühlte das Gemenge mit Eis auf nahezu 0° ab, saugte die Flüssigkeit unter Anwendung einer Porzellanfilterplatte ab und wusch sie mit eiskaltem verdünntem Weingeiste aus. Nach dem Trocknen bildete der voluminöse Niederschlag ein Wirrsal gelber, seidenglänzender Fäden, die sich an der Luft oberflächlich braunfärbten. Die Krystalle bestanden aus dem zuerst von Emil Fischer[1]) dargestellten Benzylidenphenylhydrazin, einem unter Wasseraustritt aus Benzaldehyd und Phenylhydrazin entstehenden Kondensationsprodukte:

$$C_6H_5\text{-}NH\text{-}NH_2 + C_6H_5\text{-}CHO = C_6H_5\text{-}NH\text{-}N{=}CH\text{-}C_6H_5 + H_2O.$$

Die Krystalle schmolzen bei 153° C. Die Elementaranalyse dieses Körpers wurde, wie die aller übrigen aus dem Kirschbranntweine abgeschiedenen Stoffe, nach dem Verfahren von C. Glaser[2]) im beiderseits offenen Rohre im Luftstrome ausgeführt; wegen des Stickstoffgehaltes der Verbindung wurde eine blanke Kupferdrahtnetzrolle in den vorderen Theil der Verbrennungsröhre gelegt. Den Stickstoffgehalt der Verbindung versuchte man zuerst nach dem Verfahren von J. Kjeldahl[3]) zu bestimmen. Dieses Verfahren besteht darin, daß man den zu untersuchenden Stoff mit konzentrirter Schwefelsäure unter Zusatz von Quecksilber oder Kupferoxyd erhitzt, bis die Flüssigkeit farblos geworden ist; dabei wird der Stickstoff in Ammoniak umgewandelt, das an die Schwefelsäure gebunden wird. Durch Zusatz von Natronlauge macht man das Ammoniak frei, destillirt es in eine gemessene Menge $^1/_{10}$-Normalschwefelsäure und titrirt den Ueberschuß der letzteren unter Verwendung von Lackmustinktur als Indikator mit $^1/_{10}$-Normalkalilauge zurück.

Die Versuche ergaben, daß das Kjeldahl'sche Verfahren für die Bestimmung des Stickstoffes in Hydrazinverbindungen nicht geeignet ist. Man erhielt nach Kjeldahl folgende Zahlen:

0,1541 g Stoff gaben 0,0095 g Ammoniak oder 0,0078 g Stickstoff
0,1640 g „ „ 0,0114 g „ „ 0,0094 g „

	gefunden I	gefunden II	berechnet für Benzylidenphenylhydrazin ($C_{13}H_{12}N_2$)
Prozente Stickstoff:	6,29	5,73	14,32

---

[1]) Annal. Chem. Pharm. 1878. **190.** 134.

[2]) Ebd. 1870. Supplementband **7.** 215; vergl. auch J. Löwe, Zeitschr. analyt. Chemie 1870. **9.** 216.

[3]) Zeitschr. analyt. Chemie 1883. **22.** 366.

Diese Beobachtung ist nicht neu, denn nachträglich fand man, daß auch Fr. W. Dafert[1]) die Nichtanwendbarkeit des Kjeldahl'schen Verfahrens für die Bestimmung des Stickstoffgehaltes der Hydrazinverbindungen festgestellt hat.

Man bestimmte daher den Stickstoffgehalt des Benzylidenphenylhydrazins nach dem Verfahren von Dumas, bei welchem der zu untersuchende Stoff mit Kupferoxyd verbrannt und der hierbei in Freiheit gesetzte Stickstoff in elementarem Zustande gemessen wird. Zur Berechnung der Gramme Stickstoff aus dem abgelesenen Volumen gasförmigen Stickstoffes dient die Formel:

$$g = \frac{v\,(b - f)}{760\,(1 + 0{,}00367\,.\,t)} \cdot 0{,}0012592.$$

Darin bedeutet

g die zu berechnenden Gramme Stickstoff,

v das abgelesene Volumen des Stickstoffgases in ccm, über Wasser bei dem Barometerstande b (auf 0° reduzirt) und der Temperatur t gemessen,

b den Barometerstand bei der Ablesung des Stickstoffvolumens, auf 0° reduzirt,

f die Dampfspannung des Wassers bei t°,

t die Temperatur des Stickstoffgases und des Absperrwassers,

760 den normalen Barometerstand,

0,00367 den mittleren Ausdehnungskoëffizienten der Gase,

0,0012592 das Gewicht von 1 ccm Stickstoffgas in Grammen.

Die Elementaranalyse des Benzylidenphenylhydrazins hatte folgendes Ergebniß:

0,2164 g Stoff gaben 0,6323 g Kohlensäure und 0,1207 g Wasser,

0,1973 g „ „ 0,5772 g „ „ 0,1113 g „

0,2232 g Stoff gaben 27,8 ccm Stickstoffgas, unter einem Barometerstande von 756,3 mm (auf 0° C. reduzirt) und bei 16,7° C. über Wasser gemessen,

0,2067 g Stoff gaben 26,0 ccm Stickstoffgas, unter einem Barometerstande von 756,8 mm (auf 0° C. reduzirt) und bei 17,2° C. über Wasser gemessen.

	gefunden				berechnet für Benzylidenphenylhydrazin
	I	II	III	IV	($C_{13}H_{12}N_2$)
Prozente Kohlenstoff:	79,68	79,79	—	—	79,54
Prozente Wasserstoff:	6,21	6,28	—	—	6,14
Prozente Stickstoff:	—	—	14,43	14,55	14,32

Aus dem Benzylidenphenylhydrazin schied man den Benzaldehyd durch Erhitzen mit 30 prozentiger Schwefelsäure ab; man destillirte den Benzaldehyd mit Wasserdämpfen über, schüttelte ihn mit Aether aus, destillirte den Aether ab und trocknete den Rückstand. Der Geruch ließ keinen Zweifel, daß die Flüssigkeit Benzaldehyd war, und die Elementaranalyse bestätigte dies.

0,2572 g Stoff gaben 0,7428 g Kohlensäure und 0,1259 g Wasser,

0,2191 g „ „ 0,6334 g „ „ 0,1064 g „

	gefunden		berechnet für Benzaldehyd
	I	II	C_7H_6O
Prozente Kohlenstoff:	78,76	78,84	79,23
Prozente Wasserstoff:	5,45	5,41	5,67

[1]) Landwirthschaftl. Versuchsstationen 1887. **34.** 311 und 321.

Der Benzaldehyd war zur Zeit der Analyse bereits theilweise zu Benzoësäure oxydirt und reagirte in Folge dessen schwach sauer. Nach kurzem Stehen schieden sich an den Wänden des Gefäßes, in dem der Benzaldehyd aufbewahrt wurde, farblose Krystalle ab.

Die von den Benzylidenphenylhydrazinkrystallen abfiltrirte Flüssigkeit enthielt überschüssiges Phenylhydrazin. Zu dessen Abscheidung wurde die Flüssigkeit mit verdünnter Schwefelsäure versetzt, geschüttelt und mit Aether ausgezogen; das in Aether unlösliche schwefelsaure Phenylhydrazin blieb hierbei zurück, während die Nachlaufbestandtheile in den Aether übergingen. Der Aether wurde durch Destillation entfernt.

Die rückständige ölige Flüssigkeit wurde zur Abscheidung der freien Säuren zweimal mit Potaschelösung kräftig geschüttelt, die beiden Schichten im Scheidetrichter getrennt und die untere wässerige Schicht, welche neben den Kalisalzen der freien Säuren noch eine kleine Menge anderer Bestandtheile gelöst enthielt, von diesen durch Destillation getrennt. Die wässerige Salzlösung wurde vorsichtig mit Schwefelsäure übersättigt, wodurch die Säuren frei gemacht wurden. Sie wurden mit Aether ausgeschüttelt und der Aether wurde verdunstet. Es hinterblieb eine gelb gefärbte, dickliche, ölige Flüssigkeit, die gewogen wurde; sie stellte die hochsiedenden freien Säuren des Kirschbranntweines dar.

Dem Aussehen nach bestand das Oel aus höheren Fettsäuren; bei der leichten Oxydirbarkeit des Benzaldehydes war aber auch auf Benzoësäure Rücksicht zu nehmen. Zur Trennung der höheren Fettsäuren von der Benzoësäure benutzte man zweckmäßig die leichte Löslichkeit der letzteren in heißem Wasser. Man versetzte die Säuren mit destillirtem Wasser, erwärmte das Gemenge, schüttelte es kräftig durch und filtrirte es warm durch ein genäßtes Filter. Das Filtrat, welches neben geringen Mengen von Fettsäuren die etwa vorhandene Benzoësäure enthalten mußte, trübte sich beim Erkalten fast unmerklich; es konnte daher nur sehr geringe Mengen Benzoësäure enthalten. Man machte die Lösung mit Natronlauge ganz schwach alkalisch, dampfte sie stark ein, filtrirte sie durch ein kleines Filterchen, fügte Salzsäure bis zur sauren Reaktion hinzu und kühlte in Eiswasser. Hierbei schieden sich mehrere deutlich sichtbare, dünne, glänzende, farblose, Krystallblättchen ab, die schon dem Ansehen nach aus Benzoësäure bestanden; die Flüssigkeit wurde durch ein gewogenes Filter filtrirt und die geringe Menge der Krystalle gewogen. Zu einer Elementaranalyse oder sonstigen Untersuchung reichte die kleine Menge der Krystalle nicht aus; ihr Aussehen ließ aber keinen Zweifel, daß sie aus Benzoësäure bestanden. Dies wurde durch die Untersuchung der Säureester noch wahrscheinlicher gemacht.

Die in Wasser unlöslichen Fettsäuren wurden in Alkohol gelöst und mit heißer Barythydratlösung in der früher[1]) beschriebenen Weise fraktionirt gefällt. Man machte vier Fällungen, deren Barytgehalt bestimmt wurde; ferner wurden aus einem Theile der Barytsalze die Säuren frei gemacht und deren Schmelzpunkt bestimmt. Die Barytbestimmungen (durch Abrauchen der Salze mit Schwefelsäure und Wägen des entstandenen Barytsulfates ausgeführt) und die Schmelzpunktbestimmungen hatten folgendes Ergebniß:

	Nummer der Fällung: 1	2	3	4	Mutterlauge
Prozente Baryt:	27,81	29,13	32,86	35,27	39,36
Schmelzpunkt der freigemachten Säuren:	24,7°	19°	14°	in Eiswasser flüssig.	

[1]) Arbeiten aus d. Kaiserl. Gesundheitsamte 1893. S. 212 und 217.

Die Untersuchung der freien Fettsäuren des Kirschbranntweines hatte hiernach ein ähnliches Ergebniß, wie die der freien Fettsäuren des Kartoffel- und Kornfuselöles. Ein wesentlicher Unterschied besteht indessen darin, daß in dem Kirschbranntweine noch eine höhere Fettsäure als die Kaprinsäure enthalten war. Die gelbgefärbte erste Fällung wurde mit Alkohol gewaschen, um den Farbstoff größtentheils zu entfernen; das gereinigte Salz enthielt 27,97 % Baryum, also immer noch erheblich weniger als das kaprinsaure Baryum, welches 28,69 % Baryum enthält. Die Natur der höheren Fettsäure konnte aus Mangel an Material nicht näher festgestellt werden.

Auch die übrigen Fällungen konnten nicht genau untersucht und die einzelnen, in denselben enthaltenen Säuren nicht scharf getrennt werden. Nur die Kaprinsäure wurde in Form ihres Baryumsalzes rein gewonnen. Durch Vereinigung der Fällungen 1 und 2, Abscheiden der Fettsäuren und geeignete fraktionirte Fällung derselben mit Barytwasser erhielt man ein Baryumsalz mit 28,84 % Baryum, dessen Säure bei 28,8° schmolz; diese Zahlen stimmen mit kaprinsaurem Baryum (mit 28,69 % Baryum) bezw. Kaprinsäure (Schmelzpunkt 30° C.) gut überein. Neben der Kaprinsäure überwog in dem Kirschbranntweine die Kapronsäure, deren Baryumsalz man aus der vierten Fällung und der Mutterlauge in ziemlich reinem Zustande gewinnen konnte. Es enthielt 37,09 % Baryum und die Säure war bei 0° noch flüssig, während das kapronsaure Baryum 37,40 % Baryum enthält und die Kapronsäure bei —1,5° C. schmilzt.

Im Uebrigen enthielten die Fällungen 2, 3 und 4 noch Kaprylsäure und die Mutterlauge Buttersäure. Die Fällung 2, deren Baryumgehalt (32,86 %) annähernd auf kaprylsaures Baryum (mit 32,42 % Baryum) stimmt, enthielt noch viel Kaprinsäure und niedere Säuren (Kapronsäure); es gelang nicht, daraus die Kaprylsäure vom Schmelzpunkte 16,5° C. abzuscheiden, ihre Gegenwart in dem Nachlaufe des Kirschbranntweines kann aber doch als sicher angesehen werden. Dagegen bleibt es ungewiß, ob der Kirschbranntwein auch freie Pelargonsäure und Oenanthsäure enthält; das Vorkommen der letztgenannten Säure ist sehr unwahrscheinlich.

Die von der wässerigen Potascheschicht getrennte, von den freien Säuren befreite ölige Flüssigkeit enthielt die in dem Kirschbranntweine sich findenden höheren Säureester und gegebenfalls andere hochsiedende neutrale Bestandtheile. Da bei der geringen Menge des zur Untersuchung vorliegenden Materials an eine Trennung der einzelnen Ester durch fraktionirte Destillation nicht gedacht werden konnte, löste man in dem Oele nach Zusatz von wenig Alkohol bei gewöhnlicher Temperatur eine zur Verseifung der Ester hinreichende Menge Natriumhydrat, erwärmte die Lösung am Rückflußkühler und destillirte sie dann, zuletzt durch Einleiten von Wasserdampf, bis alle flüchtigen Bestandtheile übergegangen waren. Im Destillationsrückstande waren die Natriumsalze der aus den Estern des Kirschbranntweines abgeschiedenen Säuren enthalten.

Man versetzte die alkalische Lösung mit Schwefelsäure, wodurch die Säuren als gelbliches Oel abgeschieden wurden; beim Abkühlen auf gewöhnliche Temperatur erstarrten die Säuren zu einer krystallinischen Masse. Man filtrirte sie ab und wusch sie mit Wasser, bis das Waschwasser mit Chlorbaryum und Salzsäure keine Schwefelsäurereaktion mehr gab. Das Filtrat wurde wiederholt mit Aether ausgeschüttelt, die auf dem Filter gesammelten Säuren wurden ebenfalls in Aether gelöst, die ätherische Lösung mit den ätherischen Ausschüttelungen vereinigt, die ganze Lösung filtrirt, schließlich der Aether abdestillirt, die letzten Spuren desselben ausgesaugt und die Säuren im Exsikkator über Schwefelsäure getrocknet und gewogen.

Das Aussehen der aus dem Kirschbranntweine gewonnenen Estersäuren war von dem der aus anderen Branntweinen abgeschiedenen Estersäuren wesentlich verschieden. Das Säuregemisch begann bei etwa 20° C. zu schmelzen und erst bei etwa 80° C. war die ganze Masse geschmolzen. Im Wasserbade erwärmt, schmolz die Masse zu einer gelbgefärbten Flüssigkeit, die stechend sauer roch; sobald man die geschmolzene Flüssigkeit aus dem Wasserbade entfernte, begann sie sofort fest zu werden; in dem festen Fettkuchen bildeten sich große weiße, tafelförmige Krystalle. Dieses Verhalten zeigte deutlich, daß hier neben höheren Fettsäuren noch eine andere, leicht krystallisirende Säure vorhanden war; denn beim raschen Abkühlen von Fettsäuregemischen konnte man niemals ein derartiges deutlich krystallinisches Gefüge beobachten, sondern höchstens eine undeutliche Krystallisation oder einen amorphen Fettkuchen.

Neben höheren Fettsäuren enthielten die Estersäuren des Kirschbranntweines beträchtliche Mengen von Benzoësäure. Man übergoß die Säuren mit Wasser, erwärmte das Gemenge im Wasserbade bis zum Schmelzen der Säuren und schüttelte es kräftig durch; es entstanden zwei Schichten: eine obere ölige und eine untere wässerige. Beim Erkalten erstarrte die obere Schicht zu einem amorphen Fettkuchen, der die Oberfläche der wässerigen Schicht bedeckte; die untere wässerige Schicht erschien bald mit farblosen Krystallblättchen ganz durchsetzt. Das warme Wasser hatte dem Säuregemisch die Benzoësäure entzogen, die beim Erkalten der wässerigen Lösung auskrystallisirte. Man erwärmte das Gemenge wieder und filtrirte es heiß durch ein nasses Filter; die öligen Fettsäuren, die auf dem Filter zurückblieben, wurden mit wenig warmem Wasser ausgewaschen. Das Filtrat wurde langsam auf 0° abgekühlt, die in großen Blättern auskrystallisirende Benzoësäure abfiltrirt und mit wenig eiskaltem Wasser gewaschen. Man trocknete das Filter und die darauf gesammelte Benzoësäure zunächst an der Luft und dann im Exsikkator über Schwefelsäure; die Benzoësäure bildete nach dem Trocknen dünne, weiße, prächtig glänzende Tafeln, die bei 122° C. schmolzen. Die Elementaranalyse hatte folgendes Ergebniß:

0,1738 g Stoff gaben 0,4400 g Kohlensäure und 0,0743 g Wasser;
0,2354 g „ „ 0,5951 g „ „ 0,1017 g „

	gefunden I	gefunden II	berechnet für Benzoësäure ($C_7H_6O_2$)
Prozente Kohlenstoff:	69,05	68,94	68,84
Prozente Wasser:	4,76	4,81	4,93

Aus der freien Benzoësäure stellte man nach dem bekannten Verfahren (Auflösen der Säure in Aethylalkohol und Einleiten von gasförmiger Salzsäure) das in dem Kirschbranntwein enthaltene Aethylbenzoat dar. Es stellte eine farblose Flüssigkeit vom spezifischen Gewichte $d\left(\frac{15^0}{15^0} C.\right) = 1{,}0511$ und dem Siedepunkte 212° C. dar, die einen angenehmen Geruch hatte. Die Elementaranalyse dieser Flüssigkeit ergab Folgendes:

0,1871 g Stoff gaben 0,4923 g Kohlensäure und 0,1112 g Wasser
0,2149 g „ „ 0,5666 g „ „ 0,1266 g „

	gefunden I	gefunden II	berechnet für Aethylbenzoat ($C_9H_{10}O_2$)
Prozente Kohlenstoff:	71,76	71,90	71,99
Prozente Wasserstoff:	6,62	6,56	6,68

Die aus den Estern abgeschiedenen Fettsäuren bildeten einen festen gelben Kuchen, der bei etwa 24° C. zu schmelzen begann. Die fraktionirte Fällung der Fettsäuren mit heißer Baryumhydratlösung hatte folgendes Ergebniß:

	Nummer der Fällung:					
	1	2	3	4	5	Mutterlauge
Prozente Baryum:	26,62	28,87	30,92	32,66	35,04	37,94
Schmelzpunkt der freigemachten Fettsäuren:	33°	25°	14°	8°	in Eiswasser flüssig.	

Wie der niedrige Baryumgehalt (26,62 %) der ersten Fällung lehrt, war auch unter den Estersäuren eine höhere Säure als die Kaprinsäure, deren Baryumsalz 28,69 % Baryum enthält. Bei den Versuchen, diese höhere Fettsäure durch weitere fraktionirte Fällung in reinem Zustande abzuscheiden, gelangte man zuletzt zu einem Baryumsalz, das 23,42 % Baryum enthielt und dessen Säure bei 39° C. schmolz. Der Baryumgehalt des Salzes stimmt mit dem des myristinsauren Baryums $(C_{14}H_{27}O_2)_2Ba$ überein, welches 23,33 % Baryum enthält. Der Schmelzpunkt der Myristinsäure liegt aber bei 53,8° C.,[1]) ist also von dem der aus dem Kirschbranntwein abgeschiedenen Säure ganz verschieden. Es liegen überhaupt keine Anhaltspunkte dafür vor, daß diese Säure einheitlich ist; der Beweis hierfür könnte nur durch weitere fraktionirte Fällungen erbracht werden, und dazu reichte das zur Verfügung stehende Material nicht mehr aus. Man wird nicht fehlgehen, wenn man annimmt, daß die Säure nicht einheitlich war, sondern ein Gemisch einer noch höheren Fettsäure mit einer niederen; letztere war ohne Zweifel Kaprinsäure. Die Natur der kohlenstoffreichsten Fettsäure des Kirschbranntweines bleibt somit vorläufig unaufgeklärt; mit Rücksicht auf frühere Untersuchungen[2]) von Branntweinfuselölen liegt die Vermuthung nahe, daß sie aus Palmitinsäure $C_{16}H_{32}O_2$ besteht.

Aus den Baryumfällungen wurden die Baryumsalze der Kaprinsäure, Kaprylsäure und Kapronsäure in hinreichend reinem Zustande gewonnen und als solche mit Sicherheit erkannt. Bei der Untersuchung dieser Salze erhielt man folgende Werthe:

Kaprinsäure ($C_{10}H_{20}O_2$).

	gefunden	berechnet
Baryumgehalt des Salzes:	28,81 Prozent	28,69 Prozent
Schmelzpunkt der Säure:	28° C.	30° C.

Kaprylsäure ($C_8H_{16}O_2$).

	gefunden	berechnet
Baryumgehalt des Salzes:	32,68 Prozent	32,42 Prozent
Schmelzpunkt der Säure:	14,5° C.	16,5° C.

---

[1]) F. Krafft, Ber. deutsch. chem. Gesellschaft 1879. **12.** 1669.

[2]) G. J. Mulder, (Scheikundige Verhandelingen en Onderzoekingen, 2. Deel, 2. stuck, Onderzoekingen 100; Jahresber. Fortschr. Chemie für 1858. 302) fand im Rumfuselöl Palmitinsäure, A. Hilger (Forschungsber. Lebensmittel, Hyg., forense Chemie 1894. **1.** 132) im Kornfuselöl Myristinsäure, Palmitinsäure und Stearinsäure. H. Kolbe (Annal. Chem. Pharm. 1842. **41.** 53) und G. J. Mulder (Annal. Chem. Pharm. 1843. **45.** 67) fanden im Kornfuselöle eine Säure, die sie für Margarinsäure ansahen; der Beweis, daß es wirklich Margarinsäure war, scheint indessen nicht mit Sicherheit erbracht. Auch C. J. Glaßford (Annal. Chem. Pharm. 1845. **54.** 104) schied aus Kornfuselöl und A. Müller (Journ. prakt. Chemie 1852. **56.** 103) schied aus Melassenfuselöl eine hohe Fettsäure ab, deren Natur aber nicht festgestellt werden konnte.

Kapronsäure ($C_6H_{12}O_2$).

	gefunden	berechnet
Baryumgehalt des Salzes:	37,11 Prozent	37,40 Prozent
Schmelzpunkt der Säure:	unter 0°	— 1,5° C.

Weniger sicher ist der Nachweis der Pelargonsäure gelungen. Man erhielt zwar ein Salz, dessen Baryumgehalt auf pelargonsaures Baryum annähernd stimmte und dessen Säure annähernd bei derselben Temperatur schmolz wie die Pelargonsäure. Folgende Zahlen zeigen dies deutlich:

Pelargonsäure ($C_9H_{18}O_2$).

	gefunden	berechnet
Baryumgehalt des Salzes:	30,86 Prozent	30,47 Prozent
Schmelzpunkt der Säure:	9—10° C.	12,5° C.

Ein Gemisch nahezu gleicher Theile Kaprinsäure und Kaprylsäure schmilzt indessen ziemlich bei derselben Temperatur und gibt ein Baryumsalzgemisch von demselben Baryumgehalte wie die hier gefundene Pelargonsäure; eine eingehendere Untersuchung war aus Mangel an Material nicht ausführbar.

Es erübrigte nun noch die Untersuchung der neutralen, über 132° C. siedenden Bestandtheile des Kirschbranntweines. Die von den Kalisalzen der Esterfettsäuren abdestillirte Flüssigkeit wurde entwässert und durch Destillation von dem vor dem Verseifen zugesetzten Alkohol befreit. Das hierbei gewonnene Oel enthielt, wie man durch den Geruch erkannte, noch viel Amylalkohol, den man nach Möglichkeit abdestillirte und wog. Es hinterblieb eine kleine Menge eines gelben Oeles, das die Eigenschaft besaß, sich beim Stehen an der Luft sehr rasch zu bräunen und bald fast schwarz zu werden; im Exsikkator über Schwefelsäure aufbewahrt, färbten die Dämpfe des Oeles die Schwefelsäure eigenthümlich violettbraun. Die weitere Untersuchung ergab, daß in dem Oele Furfurol enthalten war; als man einen Tropfen desselben in Alkohol löste und zu der Lösung drei Tropfen farbloses Anilin und einen Tropfen Salzsäure setzte, entstand eine rothe Färbung von salzsaurem Furfuranilin, durch welche Furfurol angezeigt wird.

Es dürfte im ersten Augenblicke befremden, daß das Furfurol nicht gleichzeitig mit dem Benzaldehyd durch Phenylhydrazin gefällt wurde. Auch das Furfurol ist ein Aldehyd, der mit Phenylhydrazin ein krystallinisches Kondensationsprodukt, das Phenylfurfurazid liefert:

$$C_6H_5\text{-}NH\text{-}NH_2 + C_5H_4O_2 = C_6H_5\text{-}NH\text{-}N\text{-}C_5H_4O + H_2O.$$

Diese Reaktion tritt noch in sehr verdünnter Lösung (von 1 Theil Fufurol in 1000 Theilen Wasser) ein und die Krystallbildung ist für Furfurol so charakteristisch, daß sie von Emil Fischer[1]) ganz besonders zum Nachweise des Furfurols empfohlen wurde. Besondere Versuche, die mit künstlich hergestellten Gemischen von Benzaldehyd und wenig Furfurol angestellt wurden, ergaben indessen, daß das Fufurol unter den Bedingungen, unter welchen der Benzaldehyd durch Phenylhydrazin aus dem Nachlaufe des Kirschbranntweines abgeschieden wurde, nicht mitgefällt wird; sollte dies bei Gegenwart größerer Mengen doch geschehen, so löst sich das Phenylfurfurazid doch beim Auswaschen des Benzylidenphenylhydrazins mit verdünntem Alkohol, in dem es leicht löslich ist. Thatsächlich überzeugte man sich, daß das aus dem Nachlaufe des Kirschbranntweines abgeschiedene Benzylidenphenylhydrazin vollkommen

[1]) Ber. deutsch. chem. Gesellschaft 1884. 17. 572.

frei von Furfurol war; schon der Umstand, daß das Benzylidenphenylhydrazin in prächtigen Nadeln auskrystallisirte, war ein Beweis dafür, daß kein Phenylfurfurazid mitgefällt worden war, denn dieses krystallisirt in glänzenden Blättchen.

Die Abscheidung des Furfurols wurde dadurch noch erschwert, daß in dem Oele auch noch kleine Mengen Benzaldehyd enthalten waren, die der Fällung mit Phenylhydrazin entgangen waren. Man versetzte das Oel mit Phenylhydrazin und kühlte stark ab; es entstand ein krystallinischer Niederschlag, der leicht als Benzylidenphenylhydrazin erkannt wurde; man filtrirte ihn ab und wog ihn. Das Filtrat wurde nach der Angabe von Emil Fischer[1]) im Aether gelöst und mit Ligroïn versetzt; es entstand dabei ein Niederschlag, der nach Emil Fischer aus Phenylfurfurazid bestehen mußte. Man benutzte die geringe Menge des Niederschlages zu einer Elementaranalyse, deren Ergebniß aber nur wenig befriedigend mit der Zusammensetzung des Phenylfurfurazids übereinstimmte.

Die Menge des in dem Kirschbranntweine enthaltenen Furfurols wurde in dem ursprünglichen Branntweine kolorimetrisch bestimmt. Da der Kirschbranntwein nur eine schwache Furfurolreaktion mit Anilin und Salzsäure gab, wurde ein Liter desselben unter Anwendung des großen Kondensationsaufsatzes bis auf 50 ccm abdestillirt. Den Rückstand versetzte man mit dem gleichen Raumtheile Alkohol und dann mit 0,3 ccm Salzsäure und 1 ccm farblosem Anilin. Die hierbei entstandene rothe Färbung wurde mit den Färbungen verglichen, die man unter denselben Bedingungen mit Lösungen von bekanntem Furfurolgehalte erhielt. Auf diese Weise ließ sich der Furfurolgehalt des Kirschbranntweines ziemlich genau abschätzen.

Die Aether und Ligroïn enthaltende, von dem Phenylfurfurazid abfiltrirte Flüssigkeit wurde mit verdünnter Schwefelsäure geschüttelt, die ätherische Schicht abgehoben und Aether und Ligroïn abdestillirt; die letzten Antheile dieser Flüssigkeiten wurden bei gewöhnlicher Temperatur in einem Glasschälchen abgedunstet. Es hinterblieb eine kleine Menge eines braungelben Oels, das noch deutlich nach Amylalkohol roch; diesen erkannte man namentlich an der zum Husten reizenden Wirkung der Dämpfe auf die Athmungsorgane. Daneben machte sich aber noch ein anderer, angenehmer Geruch bemerkbar, der weder an Benzaldehyd, noch an Furfurol erinnerte. Der Geruch war eigenthümlich süßlich und haftete lange an dem damit befeuchteten Finger.

Leider reichte das Material nicht dazu aus, die Natur dieses neutralen, angenehm riechenden, hochsiedenden Bestandtheiles des Kirschbranntweines festzustellen; man konnte nicht eine einzige physikalische oder chemische Eigenschaft desselben studiren. Der Verfasser ist geneigt, in demselben ein Terpen oder ein Terpenhydrat zu vermuthen, das schon in den Kirschen vorhanden war, bei der Gährung unverändert blieb und bei der Destillation in den fertigen Kirschbranntwein gelangte. Die Kirschen sind bekanntlich nur sehr wenig aromatisch, manche Sorten fast gar nicht; eine der aromatischsten ist noch die im Reichslande „Merises“ genannte Kirschensorte, aus welcher der im Vorstehenden besprochene Kirschbranntwein dargestellt worden war. Die aromatischen Stoffe der Obstsorten sind bis jetzt völlig unbekannt, so daß auch hieraus ein Schluß auf die Natur des in geringer Menge im Kirschbranntweine enthaltenen Stoffes nicht gezogen werden kann.

---

[1]) Annal. Chem. Pharm. 1878. **190.** 137.

Es kam nun noch darauf an, die Menge des im Kirschbranntweine enthaltenen Glycerins zu bestimmen. Auf das natürliche Vorkommen von Glycerin in Branntweinen ist bisher nur selten aufmerksam gemacht worden. E. Ch. Morin[1]) fand in 100 Litern Kognak 4,38 g Glycerin; schon früher hatte G. Brigel[2]) einen geringen Gehalt des Kirschbranntweines an Glycerin beobachtet. Trotz dieser spärlichen Angaben ist es als sicher anzunehmen, daß alle durch einfache Destillation ohne Rektifikation hergestellten Branntweine kleine Mengen Glycerin enthalten, namentlich wenn sie in so ursprünglicher Weise gewonnen werden wie der Kirschbranntwein. Das Glycerin ist ein stets auftretendes Erzeugniß der Gährung und findet sich daher in allen gegohrenen Flüssigkeiten. Obwohl das Glycerin mit Alkohol und Wasserdämpfen nur in kleinen Mengen übergeht und bei Anwendung selbst ganz kleiner Rektifizirvorrichtungen vollständig zurückgehalten werden kann, wird es doch in den einfachen Helmdestillirapparaten, in denen sogar nichtflüchtige Bestandtheile der vergohrenen Maische überspritzen, in merkbarer Menge mit übergerissen.

Das aus dem Kirschbranntweine abgeschiedene Glycerin (S. 25) war nur mit Wasser vermischt. Man brachte die Mischung in ein kleines Kölbchen und destillirte das Wasser unter Anwendung eines Kugelaufsatzes zum größten Theile ab; der Rückstand wurde in einen kleinen Meßcylinder gespült und mit Wasser auf 25 ccm aufgefüllt. Zur Ermittelung des Glyceringehaltes bestimmte man das spezifische Gewicht dieser Lösung mit einem Pyknometer; es war gleich 1,0179 bei 15° C. Nach der Tafel von W. Lenz[3]) entsprechen diesem spezifischen Gewichte 7,3 Gewichtsprozent Glycerin; in den 25 ccm wären danach 1,83 g Glycerin enthalten.

Zur näheren Kennzeichnung des Glycerins wurde die wässerige Lösung auf dem Wasserbade eingedampft. Es hinterblieb eine fast farblose, dicke Flüssigkeit von süßem Geschmacke, die nach dem Trocknen gewogen wurde. Beim Erhitzen eines Tropfens der Flüssigkeit mit festem Kaliumbisulfat trat der scharfe, stechende Geruch nach Akroleïn auf. In Alkohol war sie leicht löslich; beim Zusatze von reichlichen Mengen Aether wurde die alkoholische Lösung durch Ausscheidung der gelösten Flüssigkeit trübe. Diese Reaktionen beweisen, daß die Flüssigkeit, wenigstens größtentheils, aus Glycerin bestand.

Man versuchte auch, eine Elementaranalyse der dicken Flüssigkeit auszuführen. Zur völligen Entwässerung wurde sie in einem Luftbade 3 Stunden auf 115 bis 120° C. erhitzt und dann im Exsikkator auf Zimmertemperatur abgekühlt.

0,1432 g Stoff gaben 0,2144 g Kohlensäure und 0,1193 g Wasser.

	gefunden	berechnet für Glycerin ($C_3H_8O_3$)
Prozente Kohlenstoff:	40,83	39,12
Prozente Wasserstoff:	9,28	8,72

Diese Zahlen stimmen schlecht für Glycerin. Auffallend ist namentlich der um 1,71 % zu hoch gefundene Kohlenstoffgehalt. Die erklärlichste Verunreinigung des Glycerin wäre ein geringer Wassergehalt; denn das Glycerin ist so hygroskopisch, daß es auch vielleicht bei längerem Erhitzen auf 115 bis 120° C. nicht ganz wasserfrei wird oder nachher wieder kleine Mengen Wasser aufnimmt. Der geringe Wassergehalt, der hier in Frage kommen kann, ist aber

---

[1]) Compt. rend. 1888. **105.** 1019; Journ. pharm. chim. [5]. 1888. **17.** 20.

[2]) Neues Repert. Pharm. 1873. **22.** 297.

[3]) Zeitschr. analyt. Chemie 1880. **19.** 302.

keineswegs im Stande, die Ergebnisse der Elementaranalyse so stark zu beeinflussen, wie die oben gefundenen Zahlen darthun. Ferner würde aber ein Wassergehalt die Elementaranalyse in ganz anderer Weise beeinflussen; er würde nämlich den Kohlenstoffgehalt des Glycerins vermindern, während die untersuchte Flüssigkeit mehr Kohlenstoff enthielt als reines Glycerin.

Die Elementaranalyse deutet somit darauf hin, daß in der aus dem Kirschbranntweine abgeschiedenen dicklichen, süß schmeckenden Flüssigkeit neben Glycerin noch ein anderer, diesem letzteren sich ähnlich verhaltender Stoff von größerem Kohlenstoffgehalte enthalten war. Ein derartiger Stoff ist bereits früher unter den Gährungsprodukten gefunden worden, das Isobutylenglykol $(CH_3)_2=C(OH)-CH_2OH$ vom Siedepunkte 176 bis 178 ° C. Bereits im Jahre 1882 beobachtete A. Henninger[1]) das Vorkommen dieses Körpers im Weine; in 1000 g rothem Bordeauxweine waren etwa 0,5 g Isobutylenglykol enthalten. C. Claudon und E. Ch. Morin[2]) erhielten durch Vergähren von 100 kg Rohrzucker mit Weinhefe neben 2120 g Glycerin 158 g Isobutylenglykol; A. Henninger und Sanson[3]) gewannen durch Vergähren von 12 kg Rohrzucker mit Bierhefe etwa 37 g Isobutylenglykol. Auch im Branntweine ist dieser Stoff bereits gefunden worden; der von E. Ch. Morin[4]) untersuchte Kognak enthielt in 100 Litern neben 4,38 g Glycerin 2,19 g Isobutylenglykol.

Es ist sehr wahrscheinlich, daß auch das aus dem Kirschbranntweine abgeschiedene Glycerin mit Isobutylenglykol gemischt war. Der Kohlenstoff- und Wasserstoffgehalt dieses Körpers ist bedeutend höher als der des Glycerins (Glycerin enthält 39,12 % Kohlenstoff und 8,72 % Wasserstoff, Isobutylenglykol 53,32 % Kohlenstoff und 11,14 % Wasserstoff); dadurch findet der zu hoch gefundene Kohlenstoffgehalt des untersuchten Glycerins seine Erklärung. Aus Mangel an Material konnte das Isobutylenglykol, das durch keine scharfen Reaktionen ausgezeichnet ist, weder näher gekennzeichnet noch in reinem Zustande abgeschieden werden. Aus dem durch die Elementaranalyse festgestellten Kohlenstoffgehalte der Mischung von Glycerin und Isobutylenglykol berechnet man, daß das Gemenge aus etwa 88 % Glycerin und 12 % Isobutylenglykol bestand.

Ohne Zweifel ist der Glyceringehalt des Kirschbranntweines beträchtlich größer, als er hier gefunden wurde. Denn es kann als ausgeschlossen betrachtet werden, daß das Glycerin bei der fraktionirten Destillation des Kirschbranntweines vollständig überging. Die Schwerflüchtigkeit des Glycerins mit Wasserdämpfen läßt voraussehen, daß der größte Theil dieser Flüssigkeit in dem Destillirapparate zurückblieb. Leider reichte die noch zur Verfügung stehende Menge des ursprünglichen Kirschbranntweines, die zu anderen Prüfungszwecken verbraucht wurde, nicht hin, um noch besondere Versuche über den Glyceringehalt des Kirschbranntweines anzustellen. Der Verfasser wird aber diesem Gegenstande bei der Untersuchung des dem Kirschbranntweine in vielen Punkten ähnlichen Zwetschenbranntweines seine Aufmerksamkeit schenken.

Schon vorher wurde erwähnt, daß der Kirschbranntwein auch nichtflüchtige Bestandtheile organischer und mineralischer Natur enthält. Diese Stoffe gelangen zum Theil durch Ueberspritzen und Mitreißen mit den Alkohol- und Wasserdämpfen aus der kochenden Maische während der Destillation in den Kirschbranntwein; einen Theil nimmt der Branntwein aus

---

1) Compt. rend. 1882. **95.** 94.

2) Ebd. 1887. **104.** 1109; Journ. pharm. chim. [5]. 1887. **15.** 628.

3) Compt. rend. 1888. **106.** 208.

4) Ebd. 1888. **105.** 1019; Journ. pharm. chim. [5]. 1888. **17.** 20.

den Aufbewahrungsgefäßen auf. Schließlich können mineralische Bestandtheile auch durch den vielfach üblichen Wasserzusatz in den Kirschbranntwein gelangen, wenn ein hartes Wasser mit hohem Trockenrückstande verwendet wird; in diesem Falle ist die Asche des Branntweines reich an Kalk.

Extrakt und Mineralbestandtheile wurden in einem Liter Kirschbranntwein bestimmt. Man setzte zunächst 50 ccm Kirschbranntwein in einer flachen Platinschale, wie sie bei der Extraktbestimmung im Weine benutzt wird, auf ein Wasserbad, fügte, nachdem etwa 25 ccm verdampft waren, aufs Neue 25 ccm zu und setzte dies fort, bis das ganze Liter Branntwein in die Schale gebracht war. Nach dem Verdampfen der flüchtigen Antheile wurde der Extraktrückstand noch $2^1/_2$ Stunden im Trockenschranke auf 100^0 erhitzt und dann gewogen. Hierauf wurde der Verdampfungsrückstand direkt verascht, was ohne Schwierigkeit bei kleiner Flamme gelang.

Von den nichtflüchtigen Bestandtheilen des Kirschbranntweines interessirte namentlich der Kupfergehalt. Man bestimmte ihn in der mit verdünnter Schwefelsäure aufgenommenen Asche elektrolytisch.

c. Zusammenfassung der Ergebnisse der Untersuchung des gewöhnlichen Kirschbranntweines.

Bevor die bei der Untersuchung des gewöhnlichen Kirschbranntweines gewonnenen Zahlenwerthe zusammengestellt werden können, muß noch eine Bemerkung über die Form, in welcher die Blausäure in dem Kirschbranntweine enthalten ist, vorausgeschickt werden. Die Blausäure ist nämlich nur zum Theil in freiem Zustande in dem Kirschbranntweine vorhanden; ein Theil der Blausäure ist mit einem anderen Bestandtheile des Kirschbranntweines, dem Benzaldehyd, chemisch verbunden. In einem späteren Theile dieser Abhandlung wird mitgetheilt werden, in welcher Weise die freie und die gebundene Blausäure gesondert bestimmt worden sind. Die gebundene Blausäure ist in der Form von Benzaldehydcyanhydrin oder Mandelsäurenitril $C_6H_5\text{-}CH{<}^{OH}_{CN}$, einem Additionsprodukte von Benzaldehyd und Blausäure, in dem Kirschbranntweine enthalten. Die Menge dieses Stoffes im Kirschbranntweine wurde aus der gebundenen Blausäure berechnet; jedem Gramme gebundener Blausäure entsprechen nach der Formel 4,92 g Benzaldehydcyanhydrin.

In 100 Litern des untersuchten Kirschbranntweines vom spezifischen Gewichte $d\left(\frac{15^0}{15^0}\text{ C.}\right) = 0{,}9372$ wurden gefunden:

Aethylalkohol	41200,0	g
Acetaldehyd	4,6	„
Acetal	1,6	„
Ameisensäure	1,3	„
Essigsäure	62,6	„
Normale Buttersäure	2,9	„
Höhere Fettsäuren (hauptsächlich Kaprinsäure und Kapronsäure, ferner eine höhere Fettsäure [Palmitinsäure?] und Kaprylsäure)	3,8	„
Ameisensäure-Aethylester	2,1	„
Essigsäure-Aethylester	75,3	„
Normaler Buttersäure-Aethylester	4,5	„

Ester höherer Fettsäuren (hauptsächlich der Kaprinsäure und Kapronsäure, ferner einer höheren Fettsäure [Palmitinsäure?], der Kaprylsäure und wahrscheinlich der Pelargonsäure)	9,3	g
Normaler Propylalkohol	3,8	„
Isobutylalkohol	6,2	„
Amylalkohol	25,8	„
Gesammt-Blausäure	7,98	„
Freie Blausäure	5,14	„
Gebundene Blausäure	2,84	„
Benzaldehyd	1,3	„
Benzaldehydcyanhydrin	14,0	„
Benzoësäure	0,06	„
Benzoësäure-Aethylester	8,4	„
Furfurol	0,58	„
Ammoniak einschließlich kleiner Mengen organischer Basen	0,41	„
Neutrale, hochsiedende, ölige Bestandtheile von angenehmem Geruche	0,3	„
Glycerin und Isobutylenglykol	1,7	„
Extrakt	10,8	„
Mineralbestandtheile	6,2	„
Metallisches Kupfer	1,63	„
Dem Kupfergehalte entsprechendes krystallisirtes essigsaures Kupfer $(C_2H_3O_2)_2Cu + H_2O$	5,13	„

Auf 100000 Gewichtstheile Aethylalkohol in dem Kirschbranntweine kommen:

Acetaldehyd	11,2	Gewichtstheile.
Acetal	3,9	„
Ameisensäure	3,2	„
Essigsäure	151,9	„
Normale Buttersäure	7,0	„
Höhere Fettsäuren	9,2	„
Ameisensäure-Aethylester	5,1	„
Essigsäure-Aethylester	182,8	„
Normaler Buttersäure-Aethylester	10,9	„
Ester höherer Fettsäuren	22,6	„
Normaler Propylalkohol	9,2	„
Isobutylalkohol	15,0	„
Amylalkohol	62,6	„
Gesammt-Blausäure	19,4	„
Freie Blausäure	12,5	„
Gebundene Blausäure	6,9	„
Benzaldehyd	3,2	„
Benzaldehydcyanhydrin	34,0	„
Benzoësäure	0,2	„

Benzoësäure-Aethylester	20,4	Gewichtstheile.
Furfurol	1,4	"
Ammoniak einschl. kleiner Mengen organischer Basen	1,0	"
Neutrale, hochsiedende, ölige Bestandtheile von angenehmem Geruche	0,7	"
Glycerin und Isobutylenglykol	4,4	"
Extrakt	26,2	"
Mineralbestandtheile	15,0	"
Metallisches Kupfer	4,0	"
Krystallisirtes Kupferacetat	12,5	"

2. Die Zusammensetzung der untersuchten vergohrenen Kirschmaische.

Die Kirschmaische war aus derselben Kirschensorte hergestellt wie der vorher besprochene Kirschbranntwein, aus den »Merises« genannten kleinen schwarzen, wilden Vogelskirschen. Am Boden des Fasses saß eine große Anzahl Kirschsteine, an denen zum Theil noch Schalen und Reste vom Fruchtfleische der Kirschen hingen. Ueber den Kirschsteinen stand der vergohrene Kirschsaft in Form einer dunkelrothen Flüssigkeit von eigenartigem Geruche und säuerlichem Geschmacke; er hatte das spezifische Gewicht $d\left(\frac{15^0}{15^0}\text{C.}\right) = 1{,}0206$.

Die Untersuchung der vergohrenen und klar filtrirten Maische wurde in der Weise ausgeführt, daß die nichtflüchtigen Bestandtheile nach den bei der Weinanalyse üblichen Verfahren bestimmt wurden. Der Alkohol wurde durch Destillation der Kirschmaische und Feststellung des spezifischen Gewichtes des Destillates mit dem Pyknometer ermittelt, der Extraktgehalt durch Eindampfen von 10 ccm klarer Maische in einer flachen Platinschale auf dem Wasserbade bis zur dickflüssigen Beschaffenheit und $2^1/_2$ stündiges Erhitzen des Verdampfungsrückstandes auf 100^0 C. Zur Feststellung der Mineralbestandtheile wurde der Extrakt mit einer kleinen Flamme verkohlt, die Kohle zerdrückt, mit heißem Wasser ausgelaugt, die ausgezogene Kohle verbrannt, der wässerige Auszug verdampft und der Verdampfungsrückstand getrocknet und gewogen. Das Glycerin wurde nach dem für zuckerhaltige Weine ausgearbeiteten Verfahren von C. Neubauer und E. Borgmann[1]) bestimmt, die Gesammtsäure durch Titriren von 25 ccm kochend heißer Maische unter Verwendung von violettem Lackmuspapier mit $^1/_{10}$-Normal-Kalilauge bestimmt; die flüchtigen Säuren wurden aus 100 ccm Maische mit Wasserdampf abdestillirt und das Destillat mit $^1/_{10}$-Normal-Kalilauge unter Verwendung von Phenolphtaleïn als Indikator titrirt. Die nichtflüchtigen Säuren wurden aus der Gesammtsäure und den flüchtigen Säuren durch Rechnung gefunden. Der Zucker wurde gewichtsanalytisch nach dem Verfahren von F. Allihn[2]) ermittelt. Zur Bestimmung des geringen Kupfergehaltes der Maische wurde nach und nach ein Liter in einer geräumigen Platinschale verascht, die Asche mit verdünnter Salpetersäure aufgenommen, der Auszug eingedampft, die Salpetersäure nach Zusatz von Schwefelsäure verjagt und der Kupfergehalt in der schwefelsauren Lösung elektrolytisch ermittelt. Zu allen Bestimmungen wurde die klare, filtrirte Kirschmaische verwendet.

---

[1]) Zeitschr. analyt. Chemie 1878. 17. 442.

[2]) Neue Zeitschr. Rübenzuckerindustrie 1879. 3. 230.

Die Untersuchung der flüchtigen Theile der Kirschmaische wurde in derselben Weise wie die des Kirschbranntweines durch fraktionirte Destillation in dem vorher beschriebenen Heckmann'schen Kolonnenapparate ausgeführt. Die Destillation der Maische bot im Allgemeinen dasselbe Bild dar wie die des Kirschbranntweines; nur waren in Folge des geringen Alkoholgehaltes und des hohen Wassergehaltes der Maische die Verhältnisse etwas verschoben. Insbesondere erforderte die Abscheidung des Alkohols in der Form von reinem, hochprozentigem Weingeiste mehr Destillationen als bei dem alkoholreichen Kirschbranntweine. Die Untersuchung der einzelnen durch Destillation gewonnenen Fraktionen erfolgte in der vorher beschriebenen Weise. Die Bestimmung der freien und gebundenen Blausäure konnte bei der Prüfung der Kirschmaische aus später anzuführenden Gründen nicht ausgeführt werden, ebensowenig die getrennte Bestimmung des freien Benzaldehydes und des Benzaldehydcyanhydrins; man mußte sich darauf beschränken, den Gesammtgehalt der Kirschmaische an Blausäure und an Benzaldehyd festzustellen.

Zusammenfassung der Ergebnisse der Untersuchung der Kirschmaische.

In 100 Litern der filtrirten, klaren Kirschmaische vom spezifischen Gewichte $d\left(\frac{15^\circ}{15^\circ}C.\right) = 1{,}0206$ wurden gefunden:

Aethylalkohol	8200,0 g
Acetaldehyd	1,4 „
Acetal	0,5 „
Ameisensäure	0,6 „
Essigsäure	175,6 „
Normale Buttersäure	1,8 „
Höhere Fettsäuren	1,6 „
Ameisensäure-Aethylester	0,5 „
Essigsäure-Aethylester	22,8 „
Normaler Buttersäure-Aethylester	1,4 „
Ester höherer Fettsäuren	2,0 „
Normaler Propylalkohol } Isobutylalkohol }	2,7 „
Amylalkohol	8,1 „
Blausäure	1,42 „
Benzaldehyd	3,1 „
Benzoësäure	0,1 „
Benzoësäure-Aethylester	1,4 „
Furfurol	Spur
Glycerin und Isobutylenglykol	557,0 „
Extrakt	8240,0 „
Mineralbestandtheile	730,0 „
Metallisches Kupfer	0,17 „
Dem Kupfergehalte entsprechendes äpfelsaures Kupfer $(C_4H_5O_5)_2Cu$	0,47 „
Nichtflüchtige Säuren, als Aepfelsäure ($C_4H_6O_5$) berechnet	478,0 „
Reduzirender Zucker (Invertzucker)	178,0 „

Die höheren Fettsäuren und die Ester der höheren Fettsäuren waren ziemlich dieselben wie in dem vorher untersuchten Kirschbranntweine; Propylalkohol und Butylalkohol konnten wegen ihrer geringen Menge nicht getrennt werden.

Auf 100000 Gewichtstheile Aethylalkohol in der vergohrenen, klaren Kirschmaische kommen:

Acetaldehyd	17,1	Gewichtstheile
Acetal	6,1	„
Ameisensäure	7,3	„
Essigsäure	2141,5	„
Normale Buttersäure	22,0	„
Höhere Fettsäuren	19,5	„
Ameisensäure-Aethylester	6,1	„
Essigsäure-Aethylester	278,0	„
Normaler Buttersäure-Aethylester	17,1	„
Ester höherer Fettsäuren	24,4	„
Normaler Propylalkohol Isobutylalkohol	32,9	„
Amylalkohol	98,8	„
Blausäure	17,3	„
Benzaldehyd	37,8	„
Benzoësäure	1,2	„
Benzoësäure-Aethylester	17,1	„
Furfurol	Spur	„
Glycerin und Isobutylenglykol	6793,0	„
Extrakt	100488,0	„
Mineralbestandtheile	8902,0	„
Metallisches Kupfer	2,1	„
Aepfelsaures Kupfer	5,7	„
Nichtflüchtige Säuren, als Aepfelsäure berechnet	5829	„
Reduzirender Zucker (Invertzucker)	2171	„

3. Die Zusammensetzung des aus der vorher untersuchten Kirschmaische am Gewinnungsorte dargestellten Kirschbranntweines.

Der am Gewinnungsorte aus der Kirschmaische, von der ein Theil unter 2. untersucht wurde, bald nach der Vergährung abdestillirte Kirschbranntwein war völlig farblos und hatte den eigenartigen Geruch des Kirschbranntweines; sein spezifisches Gewicht, mit dem Pyknometer bestimmt, war $d\left(\frac{15^0}{15^0}C.\right) = 0,9324$. Der Alkoholgehalt, durch Destillation des Kirschbranntweines mit Kalilauge und Bestimmung des spezifischen Gewichtes des Destillates mit dem Pyknometer ermittelt, betrug 54,92 Maßprozent oder 47,16 Gewichtsprozent oder 43,58 g in 100 ccm. Ueber die Untersuchung dieses Kirschbranntweines, die in der vorher beschriebenen Weise ausgeführt wurde, ist nichts Bemerkenswerthes zu erwähnen.

Zusammenfassung der Ergebnisse der Untersuchung des aus der untersuchten Kirschmaische am Gewinnungsorte dargestellten Kirschbranntweines.

In 100 Litern des Kirschbranntweines vom spezifischen Gewichte $d\left(\frac{15^\circ}{15^\circ} C.\right) = 0{,}9324$ wurden gefunden:

Aethylalkohol	43600,0 g
Acetaldehyd	2,1 "
Acetal	0,8 "
Ameisensäure	0,9 "
Essigsäure	56,2 "
Normale Buttersäure	2,0 "
Höhere Fettsäuren	2,8 "
Ameisensäure-Aethylester	1,2 "
Essigsäure-Aethylester	65,7 "
Normaler Buttersäure-Aethylester	3,2 "
Ester höherer Fettsäuren	6,8 "
Normaler Propylalkohol	2,5 "
Isobutylalkohol	3,5 "
Amylalkohol	20,0 "
Gesammt-Blausäure	3,13 "
Freie Blausäure	1,96 "
Gebundene Blausäure	1,17 "
Benzaldehyd	0,4 "
Benzaldehydcyanhydrin	5,8 "
Benzoësäure	Spur
Benzoësäure-Aethylester	5,9 "
Furfurol	0,73 "
Ammoniak einschließlich kleiner Mengen organischer Basen	0,52 "
Neutrale, hochsiedende, ölige Bestandtheile von angenehmem Geruche	0,35 "
Glycerin und Isobutylenglykol	1,2 "
Extrakt	12,73 "
Mineralbestandtheile	6,94 "
Metallisches Kupfer	1,95 "
Dem Kupfergehalte entsprechendes krystallisirtes essigsaures Kupfer $(C_2H_3O_2)_2Cu + H_2O$	6,14 "

Auf 100000 Gewichtstheile Aethylalkohol in dem Kirschbranntweine kommen:

Acetaldehyd	4,8	Gewichtstheile
Acetal	1,8	"
Ameisensäure	2,1	"
Essigsäure	128,9	"
Normale Buttersäure	4,6	"
Höhere Fettsäuren	6,4	"
Ameisensäure-Aethylester	2,8	"

Essigsäure-Aethylester	150,7	Gewichtstheile
Normaler Buttersäure-Aethylester	7,3	"
Ester höherer Fettsäuren	15,6	"
Normaler Propylalkohol	5,7	"
Isobutylalkohol	8,0	"
Amylalkohol	48,2	"
Gesammt-Blausäure	7,2	"
Freie Blausäure	4,5	"
Gebundene Blausäure	2,7	"
Benzaldehyd	0,9	"
Benzaldehydcyanhydrin	13,3	"
Benzoësäure	Spur	
Benzoësäure-Aethylester	13,5	"
Furfurol	1,7	"
Ammoniak einschließlich kleiner Mengen organischer Basen	1,2	"
Neutrale, hochsiedende, ölige Bestandtheile von angenehmem Geruche	0,8	"
Glycerin und Isobutylenglykol	2,8	"
Extrakt	29,2	"
Mineralbestandtheile	15,9	"
Metallisches Kupfer	4,5	"
Krystallisirtes essigsaures Kupfer	14,1	"

4. Vergleich der Zusammensetzung der Kirschmaische und des daraus dargestellten Kirschbranntweines.

Bei der Untersuchung der Kirschmaische und des daraus dargestellten Kirschbranntweines verfolgte man nebenbei den Zweck, festzustellen, wie große Mengen der in der Maische enthaltenen Nebenerzeugnisse der Gährung bei der Destillation in den fertigen Kirschbranntwein gelangen. Aus verschiedenen Gründen kann indessen, wie man sich im Laufe der Untersuchung überzeugte, ein derartiger Vergleich keine zahlenmäßigen, sondern höchstens ganz allgemeine Aufschlüsse über die Wirkungsweise des Destillationsvorganges in Bezug auf die ganze oder theilweise Ausschaltung einzelner Körper geben.

Dem ins Einzelne gehenden zahlenmäßigen Vergleiche steht zunächst die leichte Veränderlichkeit der mit dem Fruchtfleische und den Kirschsteinen durchsetzten Kirschmaische entgegen. Abgesehen von der zersetzenden Wirkung der Mikroorganismen gehen in der Maische lebhafte Oxydationsvorgänge vor sich; namentlich wird ein Theil des Alkohols zu Aldehyd und Essigsäure oxydirt. Die Ueberführung der freien Säuren in Ester schreitet lange Zeit stetig fort. Die Kirschsteine werden, auch wenn sie unverletzt sind, immer mehr ausgelaugt, wodurch eine größere Menge Blausäure und Benzaldehyd in die Maische gelangt; der Benzaldehyd wird zum Theil zu Benzoësäure oxydirt und diese in Ester verwandelt.

Schon die hier angeführten chemischen Umsetzungen sind auch ohne Berücksichtigung der Wirkung der Mikroorganismen im Stande, die Zusammensetzung der Kirschmaische ganz wesentlich zu verändern. Man fand dies bei der vorliegenden Kirschmaische bestätigt. Zur

Zeit der Destillation enthielt die Kirschmaische im Liter 1,756 g Essigsäure, 0,228 g Essigäther und 14,2 mg Blausäure. Nachdem eine Probe der Maische etwa ein Jahr mit den Kirschsteinen gestanden hatte, enthielt sie im Liter 2,894 g Essigsäure, 0,368 g Essigäther und 22,8 mg Blausäure; es hatte sich somit der Gehalt an Essigsäure um 65 %, an Essigäther um 61 % und an Blausäure ebenfalls um 61 % vermehrt.

Zwischen der Destillation der vorliegenden Maische am Ursprungsorte und der Untersuchung eines Theiles derselben durch den Verfasser lag ein nicht unbeträchtlicher Zeitraum, und zwar gerade die Zeit, in welcher der frisch vergohrene Kirsch-Jungwein den meisten und stärksten Aenderungen ausgesetzt ist. Es unterliegt daher keinem Zweifel, daß die Zusammensetzung der Maische zur Zeit der Untersuchung eine wesentlich andere war als bei der Verarbeitung derselben auf Kirschbranntwein.

Selbst wenn die Zusammensetzung der Kirschmaische unverändert geblieben wäre, ist nur dann ein zahlenmäßiger Vergleich der Maische mit dem daraus dargestellten Kirschbranntweine zulässig, wenn die Maische ohne Zusätze destillirt wird und bei der Destillation nicht einige Theile gesondert aufgefangen werden. Diese Voraussetzungen treffen bei dem Kirschbranntweine meist nicht zu. Man pflegt der Maische den Nachlauf einer früheren Destillation zuzusetzen, wodurch fremde Bestandtheile in den Kirschbranntwein gelangen. Ferner wird häufig der Nachlauf der Destillation gesondert von dem vorher überdestillirenden aufgefangen. Bei der Verwendung der vorher (S. 14) beschriebenen einfachen Destillirapparate ist ein Verlust an leichtflüchtigen Stoffen unvermeidlich. Die Untersuchungen von Boussingault (S. 8) lehren endlich, daß bei der Darstellung des Kirschbranntweines aus der Kirschmaische ein erheblicher Theil des Alkohols verloren geht; dies ist für den Vergleich des Kirschbranntweines mit der Kirschmaische deshalb mißlich, weil man dabei die Mengen der einzelnen Bestandtheile auf gleiche Gewichtstheile wasserfreien Aethylalkohols beziehen muß.

Aus den angeführten Gründen ist der zahlenmäßige Vergleich der Zusammensetzung des Kirschbranntweines und der ursprünglichen Maische nicht zulässig. Man ersieht jedoch aus den Zusammenstellungen der Zahlen, die auf 100000 Gewichtstheile Aethylalkohol berechnet sind (s. S. 47 und 48), daß die Maische durchweg größere Mengen Nebenbestandtheile enthält als der daraus gewonnene Branntwein. Namentlich gilt dies von den freien flüchtigen Fettsäuren, von denen man weiß, daß sie bei der Destillation der Branntweine zum größten Theile zurückbleiben. Furfurol findet sich in der Maische nur spurenweise, im Branntweine aber reichlicher, weil es erst während der Destillation über freiem Feuer entsteht. Umgekehrt geht von dem hohen Glyceringehalte der Maische nur ein sehr kleiner Theil in das Destillat über.

5. Die Zusammensetzung des Kirschbranntwein-Spätbrandes.

Der Kirschbranntwein-Spätbrand war, wie die anderen Kirschbranntweine, aus den „Merises“ genannten kleinen schwarzen Waldkirschen hergestellt. Nach beendigter Gährung war das Gährfaß zugeschlagen und die Maische über ein halbes Jahr stehen gelassen worden; erst nach Ablauf dieser Zeit wurde der „Spätbrand“ abdestillirt. Derselbe war farblos, hatte das spezifische Gewicht $d\left(\frac{15^0}{15^0} C.\right) = 0,9358$ und enthielt 52,72 Maßprozent oder 45,08 Gewichtsprozent Alkohol oder 41,48 Gramm Alkohol in 100 ccm. Der Geruch des Spätbrandes war dem der anderen Kirschbranntweine ähnlich, aber ungleich kräftiger; schon hieraus konnte man schließen, daß der Spätbrand größere Mengen von Nebenbestandtheilen enthielt als die gewöhnlichen Kirschbranntweine. Die Untersuchung, die in der vorher beschriebenen Weise ausgeführt wurde, bestätigte dies.

In 100 Litern Kirschbranntwein-Spätbrand vom spez. Gewichte d $\left(\frac{15^0}{15^0} C.\right)$ = 0,9358 wurden gefunden:

Aethylalkohol	41800,0	g
Acetaldehyd	4,0	„
Acetal	1,6	„
Ameisensäure	1,4	„
Essigsäure	71,6	„
Normale Buttersäure	3,5	„
Höhere Fettsäuren	2,9	„
Ameisensäure-Aethylester	1,6	„
Essigsäure-Aethylester	120,4	„
Normaler Buttersäure-Aethylester	4,7	„
Ester höherer Fettsäuren	11,7	„
Normaler Propylalkohol	2,7	„
Isobutylalkohol	5,6	„
Amylalkohol	33,4	„
Gesammt-Blausäure	10,22	„
Freie Blausäure	6,98	„
Gebundene Blausäure	3,24	„
Benzaldehyd	2,0	„
Benzaldehydcyanhydrin	15,94	„
Benzoësäure	0,3	„
Benzoësäure-Aethylester	12,0	„
Furfurol	0,46	„
Ammoniak einschließlich kleiner Mengen organischer Basen	0,27	„
Hochsiedende, neutrale, ölige Bestandtheile von angenehmem Geruche	0,5	„
Glycerin und Isobutylenglykol	2,3	„
Extrakt	16,76	„
Mineralbestandtheile	9,33	„
Metallisches Kupfer	2,74	„
Dem Kupfergehalte entsprechendes krystallisirtes essigsaures Kupfer $(C_2H_3O_2)_2Cu + H_2O$	8,62	„

Auf 100000 Gewichtstheile Aethylalkohol in dem Kirschbranntwein-Spätbrande kommen:

Acetaldehyd	9,6	Gewichtstheile
Acetal	3,8	„
Ameisensäure	3,3	„
Essigsäure	195,2	„
Normale Buttersäure	8,4	„
Höhere Fettsäuren	7,9	„
Ameisensäure-Aethylester	3,8	„

Essigsäure-Aethylester	288,0	Gewichtstheile
Normaler Buttersäure-Aethylester	11,2	"
Ester höherer Fettsäuren	28,0	"
Normaler Propylalkohol	6,5	"
Isobutylalkohol	13,4	"
Amylalkohol	79,9	"
Gesammt-Blausäure	24,4	"
Freie Blausäure	16,7	"
Gebundene Blausäure	7,7	"
Benzaldehyd	4,8	"
Benzaldehydcyanhydrin	38,1	"
Benzoësäure	0,7	"
Benzoësäure-Aethylester	28,7	"
Furfurol	1,1	"
Ammoniak einschließlich kleiner Mengen organischer Basen	0,6	"
Hochsiedende, neutrale, ölige Bestandtheile von angenehmem Geruche	1,2	"
Glycerin und Isobutylenglykol	5,5	"
Extrakt	40,0	"
Mineralbestandtheile	22,3	"
Metallisches Kupfer	6,6	"
Krystallisirtes essigsaures Kupfer	20,6	"

B. Die Untersuchung des Kirschbranntweines im Kleinen.

Unter den Bestandtheilen des Kirschbranntweines nimmt einer eine besondere Stellung ein, der leicht und sicher nachgewiesen und bestimmt werden kann: die Blausäure, die sich nur in wenigen Branntweinarten findet. Wie die meisten Stoffe, die ein pharmazeutisches und gerichtlich-chemisches Interesse haben, hat auch die Blausäure, insbesondere die Verfahren zum Nachweis und zur Bestimmung derselben, eine umfangreiche Bearbeitung gefunden. Es erscheint daher zweckmäßig, diese Verfahren zunächst näher zu erörtern.

a. Nachweis und Bestimmung der Blausäure.

α) Nachweis der Blausäure.

1. Nachweis der Blausäure mit Silbernitrat. Die Blausäure giebt mit verdünnter Silbernitratlösung einen weißen Niederschlag von Cyansilber:

$$HCN + AgNO_3 = AgCN + HNO_3.$$

Bei Anwesenheit sehr kleiner Mengen Blausäure entsteht mit Silbernitrat nur eine weiße Trübung, die sich nach einigem Stehen zusammenballt. Der Cyansilberniederschlag ist sehr voluminös; 1 mg Blausäure in 300 ccm Flüssigkeit giebt nach dem Klären der Flüssigkeit noch einen kräftigen weißen Bodensatz. Das Cyansilber ist in konzentrirter Salpetersäure und in konzentrirter Silbernitratlösung löslich; man hat daher Sorge zu tragen, daß keiner dieser Stoffe in großem Ueberschusse anwesend ist. Bei Gegenwart kleiner Mengen dieser Stoffe ist das Cyansilber unlöslich. Mit vielen Metallcyaniden bildet das Cyansilber lösliche Doppelsalze; auch in Ammoniak ist es löslich. Auf Zusatz von Salpetersäure wird aus diesen Lösungen das Cyansilber abgeschieden. Enthält eine Flüssigkeit freie Blausäure, so kann man diese unmittelbar mit Silbernitrat fällen; alkalische Flüssigkeiten macht man vorher mit Salpetersäure ganz schwach sauer.

Aehnlich wie die Blausäure geben auch Chlorwasserstoffsäure und Jodwasserstoffsäure mit Silbernitrat weiße bezw. gelblichweiße Niederschläge. Von diesen ist nur der Cyansilberniederschlag am Licht beständig: er bleibt vollkommen weiß; die übrigen werden am Lichte dunkel und schließlich schwarz. Chlorsilber u. s. w. schmelzen unzersetzt, während Cyansilber in metallisches Silber und Cyangas (Dicyan) zerlegt wird; das Cyangas brennt mit charakteristischer blauer, röthlich gesäumter Flamme. Dieses Verhalten kann als Identitätsreaktion für Cyansilber benutzt werden. J. Liebig[1]) empfahl im Anschlusse an einen weit weniger einfachen Vorschlag von Geoghogan[2]), den Silberniederschlag mit konzentrirter Salpetersäure zu erwärmen; Cyansilber löst sich, Chlorsilber bleibt unverändert. C. Leuken[3]) ersetzte die Salpetersäure durch konzentrirte Schwefelsäure; beim Erhitzen von Cyansilber mit 15 bis 20 ccm konzentrirter Schwefelsäure löst sich das Cyansilber vollständig, während Chlorsilber ungelöst bleibt. Das von Leuken angegebene Verfahren ist später wiederholt aufs Neue empfohlen worden, unter Anderen von E. Utescher[4]).

Sehr leicht und schön läßt sich der Nachweis des Cyansilbers durch die Darstellung von Jodcyan führen, wie es von O. Henry und E. Humbert[5]) vorgeschlagen wurde. Man zerreibt den Silberniederschlag mit Jod und erwärmt das Gemisch in einem Probirröhrchen; an den kälteren Theilen des Röhrchens sublimiren dann glänzende, weiße Nadeln von Jodcyan, die einen sehr heftigen, eigenartigen Geruch haben. Nach E. Ludwig[6]) giebt noch ein Milligramm Cyansilber, entsprechend 0,2 mg Blausäure, nach diesem Verfahren deutliche Nadeln von Cyanjodid; auch der Verfasser überzeugte sich von der Schärfe dieser schönen und eindeutigen Probe auf Cyansilber.

Wenn nur geringe Mengen Blausäure in einer Flüssigkeit vorhanden sind, giebt Silbernitrat zwar noch eine weiße Trübung, es ist aber dann oft nicht möglich, diese weiter zu prüfen; die Probe mit Silbernitrat ist daher in diesen Fällen unsicher, da auch andere Stoffe eine ganz ähnliche Trübung geben. Da es andere, durchaus sichere Verfahren zum Nachweise der Blausäure giebt, folgen nur wenige Chemiker dem Beispiele von J. Sorokin[7]), der dieser Reaktion vor den anderen den Vorzug giebt. Die Empfindlichkeit der Silberprobe auf Blausäure wurde von A. Link und R. Möckel[8]) geprüft. Wenn sie die auf Blausäure zu prüfende Flüssigkeit zunächst mit Ammoniak versetzten, dann Silberlösung zufügten und zuletzt mit Salpetersäure schwach ansäuerten, erhielten sie noch bei einer Verdünnung von 1 : 250000

---

[1]) Annal. Chem. Pharm. 1836. **18.** 70.

[2]) Ebd. 1836. **18.** 68.

[3]) Pharm. Ztg. 1883. **28.** 335.

[4]) Apoth.-Ztg. 1888. **3.** 65.

[5]) Journ. pharm. chim. [3]. 1857. **31.** 171.

[6]) Arch. Pharm. 1869. **187.** 56.

[7]) Bull. soc. chim. [2]. 1877. **28.** 110; Ber. deutsch. chem. Gesellschaft 1877. **10.** 708.

[8]) Zeitschr. analyt. Chemie 1878. **17.** 455.

eine Trübung und von 1 : 500000 eine schwache Opaleszenz; bei unmittelbarem Zusatze von Silbernitratlösung trat bei einer Verdünnung von 1 : 250000 keine Reaktion mehr ein.

Im Anschlusse an die Silberprobe möge noch angeführt werden, daß auch Quecksilberoxydulnitrat (Merkuronitrat) mit Blausäure einen Niederschlag von Cyanquecksilber und metallischem Quecksilber giebt; diese von Franz Jahn[1]) empfohlene Reaktion zum Nachweise der Blausäure hat vor der Silberprobe keine Vorzüge.

2. Die Berlinerblauprobe auf Blausäure. Diese schon im Jahre 1809 von F. von Ittner[2]) angegebene Probe auf Blausäure beruht auf folgenden Grundsätzen. Man verwandelt durch Zusatz von Kalilauge die freie Blausäure in Cyankalium und fügt ein Eisenoxydulsatz, z. B. Eisenvitriollösung hinzu; es wird dabei Ferrocyankalium gebildet, welches durch Zusatz eines Eisenoxydsalzes, z. B. Eisenchloridlösung, und Salzsäure in Berlinerblau umgewandelt wird. Ist nur sehr wenig Blausäure anwesend, so wird die Flüssigkeit bei dieser Reaktion nicht blau, sondern grün gefärbt und der blaue Niederschlag von Berlinerblau setzt sich erst nach längerem Stehen ab. Die Berlinerblauprobe wird sehr häufig zum Nachweise der Blausäure angewandt, vielfach[3]) schon deshalb, weil die Farbe des Berlinerblaus beständig ist, so daß man das Ergebniß der Prüfung noch lange Zeit nachher vorzeigen kann; die meisten anderen Farbenreaktionen der Blausäure sind sehr rasch vergänglich. F. Selmi[4]) räth, keinen großen Ueberschuß des Eisenoxydsalzes zu nehmen, da sonst das frisch gefällte Eisenoxydhydrat das Ferrocyankalium in der alkalischen Lösung zu Ferricyankalium oxydire. Nach O. Kaßner[5]) soll man das Eisenoxydulsalz, das Eisenoxydsalz und die Kalilauge nicht gemischt aufbewahren, da das Gemisch seine Empfindlichkeit gegen die Blausäure verliere, sondern die Mischung jedesmal frisch bereiten.

Die Empfindlichkeit der Berlinerblauprobe auf Blausäure wurde von A. Link und R. Möckel[6]) geprüft. Sie empfehlen folgende Ausführungsweise des Verfahrens. Die auf Blausäure zu prüfende Flüssigkeit wird mit einem Tropfen mäßig konzentrirter, Eisenoxyd enthaltender Eisenvitriollösung (sie enthält auch frisch bereitet schon genügend Eisenoxyd) gemischt, die Mischung mit Kalilauge eben alkalisch gemacht und nach fünf Minuten langem Stehen mit Salzsäure schwach angesäuert. Die zuerst meist gelblich trübe Flüssigkeit färbt sich, namentlich bei gelindem Erwärmen stets rasch blau bezw. bei kleinen Mengen Blausäure grün. Wendet man mehr Salzsäure an, so wird der Berlinerblauniederschlag erst später bemerkbar. Um kleine Mengen Berlinerblau deutlich sichtbar zu machen, sammelt man sie auf einem kleinen Filter. Bei einer Verdünnung von 1 : 250000 tritt noch eine grünliche Färbung und nach sechsstündigem Stehen ein blauer Niederschlag auf; bei einer Verdünnung von 1 : 500000 wird die Flüssigkeit noch grünlich gefärbt, aber nach 18 Stunden entsteht noch kein Niederschlag. Die grüne Färbung allein ist kein sicherer Beweis für die Gegenwart von Blausäure.

3. Die Rhodanprobe auf Blausäure. Diese außerordentlich scharfe Probe auf Blausäure rührt von J. Liebig[7]) her. Man versetzt die Blausäurelösung mit gelbem

---

1) Annal. Chem. Pharm. 1837. **21.** 149.

2) F. von Ittner, Beiträge zur Geschichte der Blausäure. 1809.

3) Vergl. z. B. E. Rennard, Pharm. Centralh. 1873. **14.** 387; 1874. **15.** 401.

4) Ber. deutsch. chem. Gesellschaft 1878. **11.** 1692.

5) Pharm. Ztg. 1889. **34.** 175.

6) Zeitschr. analyt. Chemie 1878. **17.** 455.

7) Annal. Chem. Pharm. 1847. **61.** 126.

Schwefelammonium, das überschüssigen Schwefel gelöst enthält, und Ammoniak und erwärmt das Gemisch gelinde auf dem Wasserbade, bis es farblos ist. Es entsteht hierbei zunächst Cyanammonium, und dieses geht durch Aufnahme von Schwefel in Rhodanammonium (Schwefelcyanammonium) über. Fügt man hierzu nach dem Erkalten einen Tropfen Salzsäure und einen Tropfen verdünnte Eisenchloridlösung, so entsteht eine blutrothe Färbung von Rhodaneisen. Eine weitere Reaktion zum Nachweise des bei dem Liebig'schen Verfahren gebildeten Rhodanammoniums besteht darin, daß es mit Kupferoxydsalzen in Gegenwart von schwefliger Säure einen weißen Niederschlag von Rhodankupfer giebt.

Im folgenden Jahre prüfte A. Taylor[1]) die Liebig'sche Rhodanreaktion und fand, daß sie noch den Nachweis von $\frac{1}{4000}$ g Blausäure gestattet. Den Nachweis der freien Blausäure führte Taylor auch in folgender Weise aus. Er brachte die Lösung in ein Uhrglas, betupfte ein zweites Uhrglas mit einem Tropfen Schwefelammonium, stülpte es über das erste Uhrglas und ließ das Ganze einige Minuten stehen, indem er mitunter das obere Uhrglas durch Auflegen der Hand schwach erwärmte. Die Blausäure verdampft, wird von dem Schwefelammonium aufgenommen und bildet Rhodanammonium, das, wie vorher angegeben, nachgewiesen wird.

M. Murphy[2]) machte darauf aufmerksam, daß, wenn eine Flüssigkeit Essigsäure enthält, diese bei dem Zusatze von Schwefelammonium in essigsaures Ammonium übergeht; dieses Salz giebt mit Eisenchlorid ebenfalls eine rothe Färbung, so daß hierdurch der Irrthum hervorgerufen werden kann, daß Blausäure vorhanden sei, während sie in Wirklichkeit fehlt. Murphy schlägt daher vor, das Reaktionsgemisch nicht nur bis zum Farbloswerden zu erwärmen, sondern auf dem Wasserbade ganz einzutrocknen, damit das essigsaure Ammonium vollständig weggeht. Dabei ist aber die Gefahr vorhanden, daß auch das Rhodanammonium sich verflüchtigt. Um dieses zu vermeiden empfahl Almén[3]) den Zusatz einer kleinen Menge Natriumhydrat, welches das Rhodanammonium in nichtflüchtiges Rhodannatrium überführt. Derselbe Vorschlag wurde auch von Heinr. Struve[4]) sowie von A. Link und R. Möckel[5]) gemacht; nach dem ersteren kann man auch anstatt des gelben Schwefelammoniums von vornherein Mehrfach-Schwefelkalium zusetzen.

Die Rhodanprobe, die sehr häufig benutzt wird, ist die empfindlichste von allen Blausäurereaktionen. Nach A. Link und R. Möckel[5]) tritt noch bei einer Verdünnung der Blausäurelösung von 1 : 4 Millionen eine geringe Rothfärbung ein.

4. **Nachweis der Blausäure mit Guajakharz- und Kupfersulfatlösung.** Die Guajakharz-Kupferprobe auf Blausäure wurde zuerst von Schönbein[6]) angegeben. Schon Pagenstecher hatte beobachtet, daß Blausäure enthaltende Guajaktinktur durch Zusatz kleiner Mengen Kupferoxydsalzlösungen tief blau gefärbt wird. Schönbein erklärte dieses Verhalten durch die Annahme, daß die Hälfte des in dem Kupferoxyd enthaltenen Sauerstoffes thätiger (aktiver) Sauerstoff sei; bei der Einwirkung von Blausäure auf Kupferoxydsalze

---

[1]) London Medical Gazette 1848. **39.** 765; Annal. Chem. Pharm. 1848. **65.** 263.

[2]) Pharm. Journ. and Transact. [2]. 1862/63. **4.** 11.

[3]) Neu. Jahrb. Pharm. 1871. **36.** 226; Zeitschr. analyt. Chemie 1872. **11.** 360.

[4]) Zeitschr. analyt. Chemie 1873. **12.** 14.

[5]) Ebd. 1878. **17.** 455.

[6]) Ebd. 1869. **8.** 67.

entstehe Kupfercyanürcyanid und der thätige Sauerstoff des Kupferoxyds werde in Gestalt von Ozon frei:

$$4 CuO + 6 HCN = 2[CuCN \cdot Cu(CN)_2] + 3 H_2O + O.$$

Das Ozon wirke dann auf das Guajakharz und erzeuge die blaue Farbe.

Zum Nachweis der Blausäure verfährt man nach Schönbein folgendermaßen. Man tränkt Streifen von Filtrirpapier mit einer frisch bereiteten Guajaktinktur von 4% Harzgehalt und benetzt sie nach dem Verdunsten des Alkohols mit einer $^1/_4$ prozentigen Kupfersulfatlösung. Dieses Reagenspapier wird durch die kleinsten Mengen Blausäure gebläut. Als Schönbein in eine Flasche von 20 Liter Inhalt einen Tropfen einer einprozentigen Blausäure brachte, wurde ein in den Luftraum der Flasche eingeführter Guajak-Kupferpapierstreifen sofort gebläut. Unter dem Einflusse des Sonnenlichtes verliert die Guajaktinktur nach Schönbein[1]) die Fähigkeit, die blaue Reaktion mit Kupferlösung und Blausäure zu geben. A. Selle[2]) fand dies nicht bestätigt.

Nach Ed. Schär[3]) kann man die Blausäureprobe auch in der Weise ausführen, daß man die zu prüfende Flüssigkeit nach Zusatz einer kleinen Menge Kupfersulfat mit der Guajaktinktur überschichtet; es entsteht dann an der Berührungsfläche der beiden Schichten eine blaue Zone. Oder man vermischt die Flüssigkeit mit der Guajaktinktur, wobei eine weiße Harzausscheidung stattfindet; setzt man jetzt eine verdünnte Kupfersulfatlösung hinzu, so färbt sich das ausgeschiedene Harz tiefblau. A. Aé[4]) empfahl beim Nachweis sehr kleiner Mengen Blausäure nach diesem Verfahren, der Mischung von Blausäure, Kupfersulfat und Guajaktinktur etwas Chloroform zuzusetzen und umzuschütteln; das Chloroform nimmt die blaue Farbe auf, so daß man diese noch erkennen kann, wenn sie in dem Gemische selbst nicht mehr wahrnehmbar ist.

Die Schönbein'sche Guajak-Kupferprobe auf Blausäure ist außerordentlich scharf und empfindlich, wie schon Schönbein selbst und nach ihm viele Andere[5]) bewiesen haben. Nach A. Link und R. Möckel[6]) tritt sie noch bei einer Verdünnung der Blausäurelösung von 1 : 3 Millionen ein. Bei einer Verdünnung von 1 : 4 Millionen versagte die Probe; sie ist daher nicht ganz so empfindlich wie die Rhodanprobe.

Das Ergebniß der Schönbein'schen Guajak-Kupferreaktion ist indessen keineswegs ein sicheres. Da sie auf einem Oxydationsvorgange des Guajakharzes beruht, tritt sie auch noch mit vielen anderen Stoffen ein. Schon bevor Schönbein seine Blausäureprobe veröffentlichte, hatte H. Schiff[7]) die Beobachtung gemacht, daß Chlor, Jod, Eisenchlorid und salpetrige Säure die Guajaktinktur tiefblau färben; dies wurde von Schönbein[1]) und Ed. Schär[8]) bestätigt. Die Untersuchungen von R. Böttger[9]), Eckmann[10]), Eug.

---

[1]) Zeitschr. analyt. Chemie 1868. **7.** 394.

[2]) Pharm. Centralh. 1868. **9.** 296.

[3]) Ber. deutsch. chem. Gesellschaft 1868. **2.** 730; 1869. **3.** 21.

[4]) Polytechn. Notizbl. **24.** 239; Zeitschr. analyt. Chemie 1870. **9.** 101.

[5]) Vergl. z. B. Ed. Schär, Schweiz. Wochenschr. Pharm. 1868. **6.** 133. und R. Böttger, Pharm. Centralh. 1878. **19.** 409; Zeitschr. analyt. Chemie 1878. **17.** 409.

[6]) Zeitschr. analyt. Chemie 1878. **17.** 455.

[7]) Annal. Chem. Pharm. 1859. **111.** 372.

[8]) Ber. deutsch. chem. Gesellschaft 1868. **2.** 730; 1869. **3.** 21.

[9]) Jahresber. d. physikal. Vereins zu Frankfurt a. M. 1868 und 1869 S. 15 und 27.

[10]) Neu. Jahrb. Pharm. 1869. **32.** 30; Zeitschr. analyt. Chemie 1870. **9.** 429.

Lebaigne[1]), Schönn[2]), A. Greiner[3]), A. Vogel[4]), W. Preyer[5]), G. Welborn[6]), Gobley, Poggiale, Buignet und Roussin[7]), Heinr. Struve[8]), E. Rennard[9]), Ed. Schär[10]), C. von Schroff[11]), A. Hilger und K. Tamba[12]) ergaben, daß es noch eine große Anzahl anderer Stoffe giebt, welche eine der Blausäureprobe ganz gleiche Reaktion mit Guajaktinktur liefern; diese Blausäureprobe ist daher nicht unter allen Umständen sicher.

5. Die Rhodanprobe auf Blausäure nach A. Fröhde. Zur Ueberführung des Cyankaliums in Rhodankalium schmilzt A. Fröhde[13]) ersteres kurze Zeit mit Natriumthiosulfat an der Oese eines Platindrahtes zusammen. Die geschmolzene Probe wird nach dem Erkalten in Wasser gelöst, die Lösung mit Salzsäure schwach angesäuert und mit einem Tropfen verdünnter Eisenchloridlösung versetzt; es entsteht eine blutrothe Färbung von Rhodaneisen. Freie Blausäure muß bei diesem Verfahren zunächst in Cyankalium verwandelt werden.

6. Nachweis der Blausäure mit Pikrinsäure. H. Hlasiwetz[14]) beobachtete im Jahre 1859, daß beim Mischen von heißer konzentrirter wässeriger Pikrinsäurelösung mit heißer konzentrirter Cyankaliumlösung sogleich eine blutrothe Flüssigkeit entsteht, die mit feinen dunklen Krystallen von Isopurpursäure durchsetzt ist; A. von Baeyer[15]) nannte diese Säure Pikrocyaminsäure. Hierauf gründete C. D. Braun[16]) ein Verfahren zum Nachweise der Blausäure. Man versetzt die Lösung von Cyankalium mit soviel zweiprozentiger wässeriger Pikrinsäurelösung, daß sie soeben citronengelb gefärbt ist, und erhitzt die Mischung zum Kochen. Bei sehr verdünnten Cyankaliumlösungen tritt die rothe Farbe nicht sogleich auf, wohl aber beim Erkalten und namentlich nach einigem Stehen an der Luft. Nach Braun ist diese Reaktion ebenso empfindlich als die Berlinerblauprobe und ebenso sicher als die Rhodanprobe von J. Liebig. Von G. C. Wittstein[17]) wurde dies bestätigt.

A. Vogel[18]) erhielt mit der Pikrinsäureprobe auf Blausäure gute Ergebnisse; sie trat noch bei einer Verdünnung von 1 : 30000 deutlich ein. Bei Anwesenheit kleiner Mengen Blausäure muß man die Mischung länger kochen und nach dem Erkalten an der Luft stehen lassen. Almén[19]) hielt dieses Verfahren für unsicher, Guyot[20]) empfahl es aber auf Grund seiner Versuche als sehr empfindlich.

---

[1]) Journ. pharm. chim. [4]. 1869. **9.** 107.
[2]) Zeitschr. analyt. Chemie 1870. **9.** 210.
[3]) Dingler's polytechn. Journ. 1869. **192.** 167.
[4]) Ebd. 1869. **191.** **254.**
[5]) Arch. f. d. ges. Physiol. 1869. **2.** 146.
[6]) Pharm. Journ. and Transact. [2]. 1868/69. **10.** 593.
[7]) Journ. pharm. chim. [4]. 1869. **9.** 55.
[8]) Zeitschr. analyt. Chemie 1873. **12.** 14.
[9]) Pharm. Centralh. 1873. **14.** 387; 1874. **15.** 401.
[10]) Zeitschr. analyt. Chemie 1874. **13.** 7.
[11]) Neues Repert. Pharm. 1874. **23.** 111.
[12]) Mittheil. a. d. pharm. Institute u. Labor. f. angew. Chemie d. Univers. Erlangen 1889. Heft **2.** 86.
[13]) Annal. Phys. Chemie 1859. **109.** 317.
[14]) Annal. Chem. Pharm. 1859. **110.** 289.
[15]) L'Institut, Section des Sciences mathématiques, physiques et naturelles. 1859. S. 370.
[16]) Zeitschr. analyt. Chemie 1864. **3.** 463.
[17]) Vierteljahresschr. prakt. Pharm. 1866. **15.** 92.
[18]) Neues Repert. Pharm. 1865. **14.** 545.
[19]) Neu. Jahrb. Pharm. 1871. **36.** 226.
[20]) Répert. pharm. 1877. S. 176; Arch. Pharm. [3]. 1878. **13.** 180.

7. Nachweis der Blausäure mit Kobaltchlorür. C. D. Braun[1]) schlug zwei Verfahren zum Nachweise der Blausäure mit Hülfe von Kobaltchlorür vor. a) Man neutralisirt die Blausäurelösung mit Kalilauge und setzt allmählich solange Kobaltchlorürlösung zu, als der sich bildende Niederschlag von Kobaltcyanür sich beim Umschütteln noch löst; dann fügt man eine kleine Menge 10prozentiger Kaliumnitritlösung und Essigsäure hinzu. Bei Gegenwart von viel Blausäure tritt sofort die tief orange-rosa Farbe des Nitrocyankobalt-Kaliums auf.[2])

b) Man versetzt die Blausäurelösung mit Kobaltchlorür, macht die Mischung mit Natronlauge stark alkalisch und schüttelt sie tüchtig durch; ist viel Blausäure vorhanden, so entsteht eine dunkelbraunrothe Färbung. Bei Gegenwart von wenig Blausäure wendet man zweckmäßig eine alkalische Lösung von weinsaurem Kobaltoxydul-Natron an, die man durch Mischen der Lösungen von Kobaltchlorür und Weinsäure mit Natronlauge im Ueberschusse erhält; nach schwachem Schütteln tritt eine gelbe bis braungelbe Färbung auf. Dem Verfasser ist nicht bekannt geworden, ob die Verfahren von Braun anderwärts geprüft worden sind.

8. Nachweis der Blausäure mit Kupfersulfat und schwefliger Säure. Nach J. L. Lassaigne[3]) erzeugt Kupfersulfat bei Gegenwart von schwefliger Säure in Cyankaliumlösungen eine weiße Trübung oder Fällung.

9. Nachweis der Blausäure mit Jodkalium-Stärke und Kupfersulfat. Kupfersulfat wirkt bekanntlich in der Weise auf Jodkalium ein, daß freies Jod abgeschieden wird; setzt man daher einer Mischung von Kupfersulfat- und Jodkaliumlösung Stärkekleister zu, so wird dieser blau gefärbt. Schönbein[4]) fand, daß die gegenseitige Einwirkung dieser Salze gewöhnlich nur in konzentrirten Lösungen eintritt; sobald jedoch Blausäure vorhanden ist, findet sie auch noch in sehr verdünnten Lösungen statt. Ein Jodkalium-Stärkekleister, der 0,3 % Stärke und 0,1 % Jodkalium enthält, wird z. B. durch Zusatz einer 4prozentigen Kupfersulfatlösung nicht mehr gebläut; sobald man aber zu dieser Mischung eine kleine Menge Blausäure bringt, tritt sofort eine blaue Färbung auf. Am empfindlichsten ist diese Probe, wenn man sie in folgender Weise ausführt. Man löst 1 Gewichtstheil Jodkalium und 10 Gewichtstheile Stärke in 200 Gewichtstheilen Wasser, zieht durch die Lösung Streifen aus Filtrirpapier und benetzt diese nach dem Trocknen mit einer $^1/_4$prozentigen Kupfersulfatlösung. Als Schönbein einen Tropfen 1prozentige Blausäurelösung in eine Flasche von 10 Liter Inhalt brachte, konnte er mit diesem Reagenspapier in der in der Flasche enthaltenen Luft Blausäure nachweisen. Nach einiger Zeit verschwindet die blaue Farbe, da das in der blauen Jodstärke enthaltene Jod sich mit der Blausäure zu Jodcyan und Jodwasserstoffsäure umsetzt.

10. Nachweis der Blausäure mit Jodstärke. Jodlösung wird durch Blausäure entfärbt, indem Jodcyan und Jodwasserstoffsäure gebildet werden:

$$J_2 + HCN = CNJ + HJ.$$

Diese Reaktion benutzte Schönbein[4]) zum Nachweise der Blausäure. Zur Herstellung einer empfindlichen Lösung kocht man 1 Theil Stärke mit 500 Theilen Wasser auf, filtrirt die Flüssigkeit und setzt zu dem Filtrate eine genügende Menge mit Jod gesättigtes Wasser.

---

[1]) Zeitschr. analyt. Chemie 1864. **3.** 463.

[2]) Vergl. über dieses Salz: Journ. prakt. Chemie 1864. **91.** 107; Zeitschr. analyt. Chemie 1864. **3.** 461.

[3]) Annal. chim. phys. [2]. 1824. **27.** 200.

[4]) Zeitschr. analyt. Chemie 1869. **8.** 67.

Die Mischung enthält nur sehr wenig Jod, ist aber doch merklich stark gefärbt; fügt man zu ihr eine verdünnte Blausäurelösung, so wird sie vollständig entfärbt. Nach Schönbein läßt sich auf diese Weise die Blausäure noch bei einer Verdünnung von 1 : 2 Millionen nachweisen.

Das Verfahren wurde von A. Link und R. Möckel[1]) geprüft. Sie benutzten eine Jodstärkelösung, die so verdünnt war, daß man von ihr 0,2 bis 0,3 ccm zu 5 ccm setzen mußte, damit das Wasser eine sichtbare Färbung annahm. Diese Jodstärkelösung ließen sie in je 5 ccm Blausäurelösungen von verschiedenem Gehalte fließen und stellten fest, wieviel ccm Jodstärkelösung nothwendig waren, um die Blausäurelösung dauernd blau zu färben.

Verdünnung der Blausäure	5 ccm Blausäurelösung verbrauchten Jodstärkelösung bis zur deutlichen Blaufärbung
1 : 25000	1,4 ccm
1 : 50000	0,8 „
1 : 100000	0,3 „
1 : 250000	geringe Entfärbung
1 : 500000	0 ccm

11. Nachweis der Blausäure mit Blut und Wasserstoffsuperoxyd. Schönbein[2]) fand, daß Blausäure enthaltendes Blut durch Wasserstoffsuperoxyd tief gebräunt wird. Als er 50 g entfasertes Ochsenblut mit 450 g Wasser und 5 mg Blausäure versetzte und Wasserstoffsuperoxyd zufügte, wurde die Mischung tief braun gefärbt; selbst bei einer Verdünnung der Blausäure von 1 : 800000 trat die Bräunung noch ein. Die Reihenfolge, in der man die einzelnen Stoffe zu dem Blute setzt, ist nicht gleichgültig: man muß zuerst die Blausäurelösung und dann das Wasserstoffsuperoxyd zufügen, anderenfalls tritt die Bräunung nicht ein. Durch den Zusatz von Blausäure und Wasserstoffsuperoxyd zum Blute verschwinden die zwei charakteristischen Absorptionsstreifen des Oxyhämoglobins zwischen den Linien D und E des Spektrums, ohne daß dafür ein neuer Streifen auftritt; die Absorption erstreckt sich vielmehr ziemlich gleichmäßig über das ganze Spektralfeld und nur die rothen Strahlen dringen noch durch die Blutflüssigkeit. Versetzt man das Blut nur mit Blausäure, oder nur mit Wasserstoffsuperoxyd oder erst mit Wasserstoffsuperoxyd und dann mit Blausäure, so wird das Absorptionsspektrum des Blutes nicht geändert. Auch durch Säuren wird das Blut braun gefärbt, die Flüssigkeit zeigt aber deutliche Absorptionsstreifen.

D. Huizinga[3]), der das vorstehende Verfahren prüfte, kam zu einem etwas anderen Ergebnisse. Nach seinen Versuchen zeigt das durch Blausäure und Wasserstoffsuperoxyd braun gefärbte Blut die zwei Absorptionsstreifen des Oxyhämoglobins; durch Ansäuern verschwinden diese Streifen und es erscheint der Absorptionsstreifen des sauren Hämatins. Hiernach ist in jedem Falle eine spektroskopische Prüfung der braunen Blutflüssigkeit nothwendig.

12. Nachweis der Blausäure mit Uran-Eisenlösung. Nach C. Lea[4]) entsteht beim Versetzen einer Mischung der Lösungen von schwefelsaurem Eisenoxydul-Ammonium und salpetersaurem Uranoxyd mit einem löslichen Cyanide ein purpurrother, bei Gegenwart sehr kleiner Mengen Cyanide ein graurother Niederschlag. Die Uran-Eisenlösung muß neutral und so verdünnt sein, daß sie farblos ist. Man bringt 2 bis 3 Tropfen der Mischung in eine

[1]) Zeitschr. analyt. Chemie 1878. **17.** 455.

[2]) Neues Repert. Pharm. 1867. **16.** 605; Zeitschr. analyt. Chemie 1868. **7.** 394.

[3]) Centralbl. medizin. Wissensch. 1868. **16.** 865.

[4]) Compt. rend. 1875. **80.** 364; Annal. chim. phys. [5]. 1875. **4.** 429.

Porzellanschale und daneben 1 bis 2 Tropfen der auf Blausäure zu prüfenden Flüssigkeit; läßt man die Flüssigkeiten dann in einander fließen, so entsteht bei Gegenwart von Blausäure eine rothe Zone. Statt des salpetersauren Uranoxydes kann man auch salpetersaures Kobaltoxydul anwenden, doch eignet sich dieses wegen seiner Farbe weniger gut. Die Probe von Lea ist verhältnißmäßig nur wenig empfindlich, wie A. Link und R. Möckel[1]) feststellten. Nach Lea tritt sie bei einer Verdünnung der Blausäure von 1 : 5000 noch ein.

13. Die Nitroprussidprobe auf Blausäure. L. Playfair[2]) beobachtete die Bildung von Nitroprussidverbindungen bei der Einwirkung von Natriumnitrit auf Cyankalium bei Gegenwart eines Eisenoxydsalzes in saurer Lösung. Da die Nitroprussidverbindungen mit Schwefelalkalien noch in sehr großer Verdünnung eine unbeständige violette Farbenerscheinung geben, gründete G. Vortmann[3]) hierauf ein Verfahren zum Nachweise der Blausäure. Man versetzt die auf Blausäure zu prüfende Flüssigkeit mit einigen Tropfen Kaliumnitritlösung, 2 bis 4 Tropfen Eisenchloridlösung und soviel verdünnter Schwefelsäure, daß die gelbbraune Farbe des zuerst gebildeten basischen Eisenoxydsalzes eben in eine hellgelbe übergeht. Man erhitzt die Flüssigkeit bis zum beginnenden Kochen, kühlt sie ab, versetzt sie zur Fällung des überschüssigen Eisens mit einigen Tropfen Ammoniakflüssigkeit, filtrirt und fügt zu dem Filtrate 1 bis 2 Tropfen stark verdünnte farblose Schwefelammoniumlösung; bei Gegenwart von Blausäure entsteht sofort eine violette Färbung, die bald blau, grün und schließlich gelb wird. Ist nur sehr wenig Blausäure vorhanden, so ist die Färbung von Anfang an bläulichgrün und wird bald grünlichgelb. Die Probe tritt noch bei einer Verdünnung der Blausäure von 1:312500 ein; sie wurde von H. Bowden[4]) empfohlen.

14. Nachweis der Blausäure mit Blut. Bei der Oxydation des Oxyhämoglobins entsteht Methämoglobin, das eine braune und in verdünnten Lösungen eine gelbe Farbe hat. Das Methämoglobin giebt nach R. Kobert[5]) mit Blausäure eine rothgefärbte Verbindung, das Cyanmethämoglobin. Auf diesem Verhalten beruht das Verfahren von R. Kobert zum Nachweise der Blausäure mit Blut. Man löst 1 ccm Blut von Menschen, Säugethieren oder Vögeln in 99 ccm Wasser, filtrirt und schüttelt das Filtrat mit einem winzigen Kryställchen Ferricyankalium so lange, bis die rothe Farbe in eine gelbe übergegangen, d. h. das Oxyhämoglobin zu Methämoglobin oxydirt ist. Ueber diese gelbe Flüssigkeit schichtet man einige Tropfen der auf Blausäure zu prüfenden, neutralen Flüssigkeit; bei Gegenwart von Blausäure entsteht eine rothe Zone von Cyanmethämoglobin. Weder die Blutlösung noch die zu prüfende Flüssigkeit darf alkalisch, höchstens spurenweise sauer sein, weil Methämoglobin in alkalischer Lösung ebenfalls roth gefärbt ist. Die rothe Cyanhämoglobinlösung unterscheidet sich von dem Oxyhämoglobin und der gleichfalls roth gefärbten alkalischen Methämoglobinlösung durch ihr spektroskopisches Verhalten; sie hat kein charakteristisches Spektrum, während Oxyhämoglobin zwei Absorptionsstreifen im Gelbgrünen und die alkalische Methämoglobinlösung einen Absorptionsstreifen im Rothen hat.

---

[1]) Zeitschr. analyt. Chemie 1878. **17.** 455.

[2]) Annal. Chem. Pharm. 1850. **74.** 317.

[3]) Monatshefte f. Chemie 1886. **7.** 416.

[4]) Pharm. Rundschau 1892. **10.** 228.

[5]) R. Kobert, Ueber Cyanmethämoglobin und den Nachweis der Blausäure. Mit einer Tafel in Farbendruck. Stuttgart 1891 bei F. Enke.

Von allen im Vorstehenden angeführten Verfahren zum Nachweise der Blausäure eignet sich für den Kirschbranntwein am besten das Guajak-Kupferverfahren von Schönbein. Von den zahlreichen anderen Stoffen, welche mit Guajaktinktur und Kupferlösung eine blaue Farbenerscheinung geben, ist im Kirschbranntweine keine enthalten. Während die anderen Blausäureproben fast alle eine mehr oder weniger umständliche Vorbereitung des Kirschbranntweines erfordern, ist die Guajak-Kupferprobe überaus einfach. In Folge des Alkoholgehaltes des Kirschbranntweines braucht man nicht einmal Guajaktinktur zu verwenden, sondern man kann Guajakholzspäne nehmen. Man übergießt diese in einem Probirröhrchen mit dem Kirschbranntweine und schüttelt um; dabei löst der Alkohol genügend Guajakharz auf. Da der Kirschbranntwein meistens schon Kupfer gelöst enthält, tritt gewöhnlich die blaue Reaktion sofort ein. Ist dies nicht der Fall, so setzt man einen Tropfen verdünnte Kupfersulfatlösung hinzu; noch bei Gegenwart sehr geringer Mengen Blausäure färbt sich die Mischung dann deutlich blau. Bei der Mehrzahl der Kirschbranntweinproben reicht der geringe Kupfergehalt nicht aus, um die Blausäureprobe in ihrer ganzen Stärke in Erscheinung treten zu lassen; die Farbe ist meist nur hellblau. Sobald man aber Kupfersulfatlösung zusetzt, entsteht sofort eine tief dunkelblaue Färbung.

β) Bestimmung der Blausäure.

1. **Bestimmung der Blausäure mit Quecksilberoxyd** und

2. **Bestimmung der Blausäure durch Ueberführung derselben in Berlinerblau.** Diese beiden ältesten Verfahren zur Bestimmung der Blausäure haben nur noch geschichtliches Interesse. Das erstere rührt von Ure her und besteht darin, daß man die Blausäurelösung mit Quecksilberoxyd behandelt. Das Quecksilberoxyd geht dabei in Cyanquecksilber über:

$$HgO + 2HCN = Hg(CN)_2 + H_2O.$$

Schon Schrader[1]), Ph. L. Geiger[2]) und Franz Jahn[3]) fanden, daß dieses Verfahren sehr ungenau ist, u. a. deshalb, weil dabei basische Verbindungen entstehen.

Auch die Ueberführung der Blausäure in Berlinerblau und das Wägen des letzteren, ein Verfahren, das in die Pharmacopoea Borussica Aufnahme gefunden hatte, ist ganz ungenau. Der Berlinerblauniederschlag hat keine konstante Zusammensetzung, ist schwer auszuwaschen und nicht ganz unlöslich. Beide Verfahren werden schon seit langer Zeit nicht mehr angewandt.

3. **Gewichtsanalytische Bestimmung der Blausäure mit Silbernitratlösung.** Auch dieses Verfahren ist schon alt und beruht auf denselben Grundsätzen, wie der Nachweis der Blausäure mittels Silbernitrat (s. S. 52). Man versetzt die verdünnte Blausäurelösung mit einem geringen Ueberschusse von Silbernitratlösung, läßt den Niederschlag von Cyansilber einige Stunden stehen, damit er sich zusammenballt, sammelt den Niederschlag auf einem getrockneten gewogenen Filter, wäscht ihn mit kaltem Wasser aus, bis das Waschwasser mit Salzsäure keine Trübung mehr giebt, trocknet Filter und Niederschlag bei 100° und wägt sie. a Gramm Cyansilber entsprechen 0,2019 . a Gramm Blausäure.

Zweckmäßiger sammelt man nach H. Rose[4]) das Cyansilber auf einem ungewogenen Filter mit geringem bekanntem Aschengehalte, trocknet ihn, bringt ihn sammt Filter in einen

---

[1]) Berliner Jahrbuch f. Pharm. 1827. 2. Abtheilung. 43.

[2]) Annal. Chem. Pharm. 1835. 13. 195.

[3]) Ebd. 1837. 21. 149.

[4]) Zeitschr. analyt. Chemie 1862. 1. 119.

gewogenen Porzellantiegel, verbrennt das Filter und glüht. Das Cyansilber wird dadurch in Cyangas, das entweicht, und in metallisches Silber, das zurückbleibt, zerlegt; das Silber wird in dem Tiegel gewogen. a Gramm Silber entsprechen 0,2506 . a Gramm Blausäure.

Die gewichtsanalytische Bestimmung der Blausäure ist bei richtiger Ausführung vollkommen genau. Die Löslichkeit des Cyansilbers in Wasser, verdünnter Salpetersäure und verdünnter Silbernitratlösung ist sehr gering, wie noch neuerdings G. Gregor[1]) nachgewiesen hat; ein größerer Ueberschuß von Salpetersäure und Silbernitrat ist zu vermeiden. Bei der Prüfung der im Folgenden beschriebenen Titrirverfahren wurde stets das gewichtsanalytische Verfahren als durchaus genau in Vergleich gezogen.

4. Bestimmung der Blausäure durch Titriren mit Silbernitrat in saurer Lösung. Versetzt man eine Blausäurelösung tropfenweise mit einer verdünnten Silbernitratlösung, so erzeugt jeder Tropfen einen Niederschlag von Cyansilber, bis alle Blausäure ausgefällt ist; sobald ein Tropfen Silbernitratlösung keinen Niederschlag mehr erzeugt, ist alle Blausäure an Silber gebunden. Wenn man den Gehalt der Silberlösung kennt, kann man aus der Menge der verbrauchten Silberlösung den Blausäuregehalt der geprüften Flüssigkeit berechnen.

Einer der ersten, der dieses Verfahren anwandte, war Duflos[2]); er führte es stathmetometrisch aus, d. h. er wog die verbrauchte Silberlösung anstatt sie zu messen. Der Endpunkt der Titration ist nur schwer zu erkennen. Um beobachten zu können, ob ein Tropfen Silberlösung noch einen weißen Niederschlag erzeugt oder nicht, muß die Flüssigkeit vollkommen klar sein. Das ist aber bei der Blausäurebestimmung selten der Fall, da sich der Cyansilberniederschlag nur langsam absetzt und die Flüssigkeit sehr lange trüb bleibt. Das Verfahren ist aus diesem Grunde ganz allgemein verlassen worden.

5. Bestimmung der Blausäure durch Titriren mit Silbernitrat in alkalischer Lösung. J. Liebig[3]) schlug vor, die Blausäure in alkalischer Lösung zu titriren. Fügt man zu einer alkalischen Blausäurelösung, d. h. zu Cyankalium, Silbernitrat, so löst sich der zuerst entstehende Niederschlag von Cyansilber wieder auf, indem er mit dem in der Lösung enthaltenen Cyankalium ein lösliches Doppelsalz KCN . AgCN bildet, das durch Alkalien nicht verändert wird. Das Cyansilber löst sich so lange auf, bis genau die Hälfte des Cyankaliums in Cyansilber verwandelt ist; setzt man dann noch mehr Silbernitrat zu, so findet das entstehende Cyansilber kein Cyankalium mehr vor, mit dem es sich verbinden könnte. Es löst sich daher nicht mehr auf, es entsteht ein bleibender weißer Niederschlag bezw. eine Trübung. Diese bleibende Trübung ist der Endpunkt der Titration. Da hierbei nur die Hälfte des Cyankaliums bezw. der Blausäure in Cyansilber verwandelt wird, verbraucht man zum Titriren derselben Menge Blausäure in alkalischer Lösung nur halb soviel Silberlösung als in saurer Lösung. Liebig empfahl den Zusatz von ein wenig Chlornatrium zu der alkalischen Blausäurelösung; das Silbernitrat giebt erst dann mit dem Chlornatrium einen Niederschlag von Chlorsilber, wenn das gesammte Cyankalium in die Doppelverbindung Cyansilber-Cyankalium übergeführt ist. Da aber diese Doppelverbindung allein schon bei weiterem Zusatze von Silbernitrat einen bleibenden Niederschlag von Cyansilber liefert, ist die Beigabe von Chlor-

---

[1]) Zeitschr. analyt. Chemie 1894. **33.** 33.

[2]) Annal. Chem. Pharm. 1837. **24.** 310.

[3]) Ebd. 1851. **77.** 102.

natrium unnöthig; viele Chemiker, z. B. S. Feldhaus[1]) und C. Glücksmann[2]), halten die durch Cyansilber erzeugte sehr fein zertheilte, sich schwierig absetzende Trübung für eine sicherere Endprobe als den dichten Niederschlag von Chlorsilber.

Das Liebig'sche Verfahren der Blausäurebestimmung ist sehr häufig geprüft worden, u. A. von A. Souchay[3]), S. Feldhaus[1]), Koster[4]), A. Kremel[5]), G. Gregor[6]), C. Weis[7]) und C. Glücksmann[2]); das Verfahren ist auch in das Arzneibuch für das Deutsche Reich aufgenommen worden. Aus allen darüber angestellten Versuchen ergiebt sich, daß es gute, mit der Gewichtsanalyse übereinstimmende Ergebnisse liefert. Bei der Ausführung ist zu beachten, daß die Blausäurelösung und die Silberlösung verdünnt sein müssen und der Zusatz der Silberlösung langsam geschehen muß; andernfalls scheidet sich das Cyansilber in dichter Form aus und löst sich, namentlich gegen das Ende der Bestimmung nur schwer in dem Cyankalium, so daß man zu der Annahme gelangen kann, die Titration sei beendet.[8])

Im Anschlusse an die beiden vorstehenden Verfahren zum Titriren der Blausäure mit Silbernitrat sei das Verfahren von J. Volhard[9]) angeführt. Man bringt die Blausäurelösung in ein 300 ccm-Kölbchen, fügt eine überschüssige, gemessene Menge $^1/_{10}$-Normal-Silbernitratlösung hinzu, füllt die Mischung mit destillirtem Wasser bis zur Marke auf, läßt den Niederschlag von Cyansilber sich absetzen und filtrirt die Flüssigkeit durch ein trockenes Filter. 100 ccm Filtrat versetzt man mit 5 ccm kalt gesättigter Eisen-Ammoniakalaunlösung und etwas von salpetriger Säure freier Salpetersäure und titrirt das überschüssige Silbernitrat mit $^1/_{10}$-Normal-Rhodanammoniumlösung zurück. Dieses sehr genaue Verfahren wurde neuerdings namentlich von G. Gregor[10]) empfohlen.

6. Bestimmung der Blausäure durch Titriren mit Jodlösung. Cyankalium und Jodlösung wirken in der Weise auf einander ein, daß die braune Farbe des Jods verschwindet. Fordos und Gélis[11]), welche dieses Verfahren zuerst zur Bestimmung der Blausäure vorschlugen, nahmen an, daß die Umsetzung des Cyankaliums mit Jod nach der Gleichung erfolge:

$$KCN + 2J = CNJ + KJ.$$

Sie machten die freie Blausäure enthaltende Lösung mit Kalilauge schwach alkalisch, setzten dann Kohlensäure enthaltendes Wasser (Selterswasser) hinzu, um das überschüssige Kaliumhydrat in Bikarbonat zu verwandeln, und fügten tropfenweise Jodlösung (mit Jodkalium gelöst) hinzu, bis die durch das einfließende Jod erzeugte Gelbfärbung bestehen blieb.

J. Robertson[12]), der bald darauf das Jodverfahren prüfte und brauchbar befand, titrirte die freie Blausäure mit Jodtinktur bis zur Gelbfärbung. Merkwürdigerweise gab

---

1) Zeitschr. analyt Chemie 1864. **3.** 34.
2) Pharm. Post 1894. **27.** 273.
3) Zeitschr. analyt. Chemie 1863. **2.** 173.
4) Pharm. Centralh. 1872. **13.** 106.
5) Pharm. Post 1886. **19.** 398.
6) Zeitschr. allg. österr. Apoth.-Vereins 1892. **30.** 472; 1893. **31.** 231, 256 und 279.
7) Ebd. 1893. **31.** 45, 344, 367 und 387.
8) J. Volhard, Annal. Chem. Pharm. 1878 **190.** 49.
9) Annal. Chem. Pharm. 1878. **190.** 47.
10) Zeitschr. analyt. Chemie 1894. **33.** 30.
11) Compt. rend. 1852. **35.** 224; Journ. pharm. chim. [3]. 1852. **23.** 48.
12) Pharm. Journ. and Transact. 1853. **13.** 105.

Robertson an, daß eine Molekel Blausäure nur 1 Atom Jod binde, daß also 127 Gewichtstheile Jod 27 Gewichtstheilen Blausäure entsprächen. Es war von vornherein klar, daß diese Annahme ganz unmöglich ist; wenn wirklich eine glatte chemische Umsetzung zwischen Blausäure und Jod stattfindet, müssen auf 1 Molekel Blausäure mindestens 1 Molekel oder 2 Atome Jod in Wirkung treten. J. J. Tipp[1]) beobachtete bald, daß die Robertson'sche Angabe unrichtig ist. Nach seinen Versuchen ist aber auch die von Fordos und Gélis angegebene Wirkungsgleichung (gleiche Molekeln Blausäure und Jod) unrichtig. Auf 0,473 Gran Blausäure in Bittermandelwasser verbrauchte er nur 0,559 Gran Jod und auf 0,525 Gran Blausäure nur 0,518 und 0,537 Gran Jod, während er nach der Gleichung von Fordos und Gélis 4,413 bezw. 4,939 Gran Jod hätte verbrauchen sollen. Noch weniger Jod verbrauchte von Fellenberger[2]).

A. Souchay[3]) und A. Kremel[4]) erhielten befriedigende Ergebnisse nach dem Jodverfahren, W. Cikán[5]) unbefriedigende; den Versuchen des Letzteren kann indessen keine Bedeutung beigemessen werden. Eine eingehende Bearbeitung fand das Jodverfahren neuerdings durch E. Utescher[6]). Nach Utescher wirkt das Jod auf das Cyankalium oxydirend, indem es dasselbe in cyansaures Kalium überführt, nach der Gleichung:

$$KCN + J_2 + H_2O = KCNO + 2HJ.$$

Dieser Vorgang war von vornherein der wahrscheinlichste; auch nach dieser Gleichung treten gleiche Molekeln Blausäure und Jod in Wechselwirkung. Utescher erhielt nach dem Jodverfahren so gute Ergebnisse, daß er es allen anderen Verfahren vorzog.

7. Bestimmung der Blausäure durch Titriren mit ammoniakalischer Kupferlösung. Versetzt man eine ammoniakalische Blausäurelösung mit Kupfersulfatlösung, so erzeugt, wie Carl Mohr[7]) zuerst beobachtete, jeder Tropfen eine blaue Färbung, die beim Umrühren verschwindet; erst wenn sich die Doppelverbindung $Cu(CN)_2 \cdot 2CNNH_4$ gebildet hat, bleibt die blaue Färbung bestehen. Führt man die Bestimmung in einer Porzellanschale aus, so ist die Endreaktion gut zu erkennen. Man läßt die Kupferlösung erst rasch zufließen, dann langsam zutropfen, bis die blaue Farbe nach dem Umrühren noch kurze Zeit bestehen bleibt. Der Vorgang wird durch folgende Gleichung versinnbildlicht:

$$4CNNH_4 + CuSO_4 = Cu(CN)_2 \cdot 2CNNH_4 + (NH_4)_2SO_4.$$

Auf 4 Molekeln Blausäure wird hiernach 1 Molekel Kupfersulfat verbraucht. Das in dieser Gleichung vorausgesetzte Doppelsalz konnte Mohr nicht krystallisirt erhalten, da es sich beim Abdampfen zersetzte. Vergleichende Versuche nach diesem Verfahren und nach dem Liebig'schen Titrirverfahren bewiesen vollkommene Uebereinstimmung.

Gegen das C. Mohr'sche Verfahren zum Titriren der Blausäure mit Kupfersulfat in ammoniakalischer Lösung wandte J. Liebig[8]) ein, daß in der titrirten Lösung nicht Kupfercyanid, sondern Kupfercyanür enthalten sei; ein Theil des Cyans wird bei der Einwirkung

---

1) Vierteljahresschr. prakt. Pharm. 1855. **4.** 70.
2) Mittheil. Schweizerisch. Apoth.-Vereins **4.** 109.
3) Zeitschr. analyt. Chemie 1863. **2.** 173.
4) Pharm. Post 1886. **19.** 398.
5) Ebd. 1887. **20.** 463.
6) Apoth.-Ztg. 1888. **3.** 69.
7) Annal. Chem. Pharm. 1855. **94.** 198.
8) Ebd. 1855. **95.** 118.

der Kupferlösung auf die Blausäure zerstört, indem ameisensaures Ammonium, Harnstoff, oxalsaurer Harnstoff und andere Verbindungen gebildet werden. Die Ergebnisse des Verfahrens sind nach Liebig ganz ungleichmäßig und von der Menge des vorhandenen Ammoniaks abhängig; meistens findet man zuviel Blausäure. Thatsächlich sind von A. Dufau[1]), Monthiers[2]) und L. Hilgenkamp[3]) sechs Doppelverbindungen der Cyanide von Kupfer und Ammoniak dargestellt worden, die alle neben Kupfercyanid auch Kupfercyanür enthalten.

Trotz dieser Einwendungen wurde das Kupfertitrirverfahren im Jahre 1858 von H. Buignet[4]) auf's Neue empfohlen; das Verfahren wird sogar häufig, aber fälschlich, in der Literatur als Buignet'sches bezeichnet. Auch A. Ferrein[5]), der das Verfahren im Anschlusse an die Versuche Buignet's prüfte, kam damit zu guten Ergebnissen, ebenso H. Hager[6]). Da bei Anwendung verschiedener Mengen Ammoniak häufig verschiedene Mengen Blausäure gefunden werden, schlug J. B. Oster[7]) vor, nur soviel Ammoniak zuzusetzen, daß dadurch $^1/_{10}$-Normal-Kupferoxyd-Ammoniak entsteht. Oster kehrte das Verfahren in der Weise um, daß er die Blausäurelösung in die Kupferoxyd-Ammoniaklösung fließen ließ, bis diese farblos wurde.

In Frankreich wird das Kupfertitrirverfahren (dort natürlich „Buignet's Verfahren" genannt) fast allgemein zur Bestimmung der Blausäure angewandt; auch in die österreichische Pharmakopöe hat es Aufnahme gefunden. Trotzdem hat es zwei Mängel. Das zugesetzte Ammoniak kann leicht zersetzend auf die Blausäure wirken; man muß daher sofort nach dem Ammoniakzusatze titriren, oder noch besser die Blausäurelösung in die ammoniakalische Kupferlösung fließen lassen. Ferner ist die Endreaktion schwer zu erkennen. Das Auge ist so wenig empfindlich für die blaue Farbe, daß schon ein nicht unbeträchtlicher Ueberschuß von Kupferlösung vorhanden ist, wenn man die blaue Farbe der Flüssigkeit erkennt. Um diesen Fehler zu vermeiden, führt man einen blinden Versuch aus[8]), d. h. man versetzt eine der Blausäurelösung gleiche Menge Wasser mit Ammoniak und hierauf tropfenweise mit $^1/_{10}$-Normal-Kupfersulfatlösung, bis man nach dem Umrühren einen blauen Farbenton erkennen kann; die bei diesem blinden Versuche verbrauchte Menge Kupferlösung wird bei dem eigentlichen Versuche in Abzug gebracht.

8. Andere Verfahren zur Bestimmung der Blausäure. Die sonstigen zur Bestimmung der Blausäure vorgeschlagenen Verfahren haben keine weitere Bedeutung erlangt; sie sind meist kolorimetrische Vergleichsverfahren. J. Herapath[9]) verwandelte die Blausäure durch Behandeln mit Ammoniak und gelbem Schwefelammonium in Rhodanammonium und bestimmte dieses kolorimetrisch mit Eisenchlorid; Rieckher[10]) führte die Blausäure ebenfalls in Rhodanammonium über und titrirte dieses mit Silberlösung. J. Neßler und M. Barth[11]) benutzten die blaue Guajak-Kupferreaktion zur kolorimetrischen Bestimmung der Blausäure.

[1]) Compt. rend. 1853. **36.** 1099.

[2]) Journ. pharm. chim. [3]. 1847. **11.** 149; Annal. Chem. Pharm. 1847. **64.** 297.

[3]) Annal. Chem. Pharm. 1856. **97.** 218.

[4]) Journ. de méd. de Bruxelles 1858. 179; Journ. pharm. chim. [3]. 1859. **35.** 168.

[5]) Vierteljahresschr. prakt. Pharm. 1858. **7.** 388.

[6]) Pharm. Centralh. 1872. **13.** 345.

[7]) Ebd. 1872. **13.** 233.

[8]) Vergl. z. B. J. Boussingault, Annal. chim. phys. [4]. 1866. **8.** 210; X. Rocques, Bull. soc. chim. [2]. 1887. **47.** 303.

[9]) Chem. Gaz. 1853. 294; Journ. prakt. Chemie 1853. **60.** 242.

[10]) Neu. Jahrb. Pharm. 1864. **22.** 17.

[11]) Zeitschr. analyt. Chemie 1883. **22.** 38.

b. Ergebnisse früherer Untersuchungen über Kirschbranntwein.

Angeregt durch die Thatsache, daß in Südfrankreich, namentlich im Arondissement Alpes-Maritimes, große Mengen Kirschbranntwein künstlich mit Hülfe von Kirschlorbeerwasser dargestellt wurden, befaßte sich F. Boudet[1]) im Jahre 1865 mit der Untersuchung von echtem Kirschbranntweine. Er legte besonderen Werth auf die Bestimmung der Blausäure, weil nach dem Genusse von künstlichem Kirschbranntweine wiederholt Blausäurevergiftungen beobachtet worden waren. Das zur Herstellung dieser Kunsterzeugnisse benutzte Kirschlorbeerwasser zeigte einen sehr wechselnden Gehalt an Blausäure, 25 bis 115 mg in 100 g; da hierauf von den Fabrikanten keine Rücksicht genommen wurde, kamen oft künstliche Kirschbranntweine mit sehr hohem Blausäuregehalte in den Handel. Boudet untersuchte sechs reine Kirschbranntweinproben, die aus der „Merises" genannten kleinen, schwarzen Kirschensorte hergestellt waren, auf ihren Gehalt an Alkohol und Blausäure; die Blausäure wurde mit ammoniakalischer Kupferlösung nach dem Verfahren von C. Mohr (S. 64) bestimmt.

		Alkohol Maßprozent	Blausäure mg in 100 g Branntwein
1.	Kirschbranntwein, Typus guter Qualität . .	50	4
2.	„ des Handels aus Paris . .	48	5
3.	„ „ „ „ „ . .	49	3
4.	„ „ „ „ „ . .	46	3
5.	„ von Fougerolles von 1864	48	7
6.	„ bereitet von Boussingault in Liebfrauenberg	52	10

Zur Herstellung des künstlichen Kirschbranntweines bediente man sich in Südfrankreich zweier Vorschriften. 1. Man vermischte gleiche Theile Kirschlorbeerwasser und Weingeist von 33° Cart. (81,5 Gewichtsprozent Alkohol). 2. Man mischte zwei Theile Alkohol von 33° Cart. (81,5 Gewichtsprozent Alkohol) mit 1 Theil Kirschlorbeerwasser und 1 Theil eau de marasques; letztere Flüssigkeit ist ein aus einer „marasques" genannten rothen Kirschensorte hergestellter Kirschbranntwein, der nur wenig Blausäure und höchstens 16 Gewichtsprozent Alkohol enthält. Zwei derartige Kunstprodukte enthielten nach Boudet's Untersuchungen folgende Mengen Alkohol und Blausäure.

		Alkohol Maßprozent	Blausäure mg in 100 g
1.	Künstlicher Kirschbranntwein aus Kirschlorbeerwasser allein	52	22
2.	Künstlicher Kirschbranntwein aus Kirschlorbeerwasser und eau de marasques . . .	50	12

Auf Grund dieser Ergebnisse erklärte Boudet alle Kirschbranntweine, die in 100 g mehr als 10 mg Blausäure enthielten, für verfälscht und zwar als Kunstprodukte aus Kirschlorbeerwasser.

Bald darauf glaubte O. Desaga[2]) ein einfaches und sicheres Mittel zur Unterscheidung des echten Kirschbranntweines von gefälschtem gefunden zu haben. Brachte er nämlich in

[1]) Journ. pharm. chim. [4]. 1865. **1.** 33.

[2]) Dingler's polytechn. Journ. 1867. **186.** 287.

echten Kirschbranntwein einige Spähne Guajakholz, so entstand fast augenblicklich eine indigoblaue Färbung, die erst nach einiger Zeit wieder verschwand; künstlich hergestellte Kirschbranntweine gaben nur eine gelbliche Färbung. Welcher Bestandtheil des echten Kirschbranntweines diese Reaktion gab, war Desaga unbekannt; da der über zerstoßenen Kirschkernen abgezogene Weingeist dieselbe nicht hervorrief, nahm er an, daß bei der Destillation des Kirschbranntweines ein neuer Körper entstehe, durch dessen Einwirkung auf das Guajakharz die blaue Farbe entstehe. G. Leube[1]) schlug vor, ein Probirröhrchen zunächst mit einigen Guajakholzspähnen zu beschicken und diese mit dem zu prüfenden Kirschbranntweine zu übergießen, ohne zu schütteln; denn beim Schütteln verschwinde die blaue Farbe häufig wieder.

Die Erklärung der Desaga'schen Reaktion ließ nicht lange auf sich warten. Schon im folgenden Jahre (1868) zeigte Ed. Schaer[2]), daß die blaue Färbung des Kirschbranntweines mit Guajakharz durch den gleichzeitigen Gehalt an Kupfer und Blausäure hervorgerufen wird. Da nun keineswegs alle Kirschbranntweine Kupfer enthalten, so kann die blaue Färbung mit Guajakharz auch bei echten Proben ausbleiben. Andererseits braucht man künstlichen, aus Blausäure enthaltenden Flüssigkeiten (Bittermandelwasser, Kirschlorbeerwasser) hergestellten Kirschbranntweinen nur eine kleine Menge essigsaures Kupfer zuzusetzen, damit sie die blaue Guajakreaktion geben.

Zu demselben Ergebnisse kamen auch Gruner[3]), Bouis[4]), G. Brigel[5]), Boussingault[6]) und A. Berchelmann[7]). Boussingault stellte fest, daß derselbe Destillirapparat bald solchen Kirschbranntwein liefert, der die blaue Guajakprobe giebt, bald solchen, der sie nicht giebt; d. h. der Kirschbranntwein ist bald kupferhaltig, bald frei von Kupfer. Er untersuchte einen Kirschbranntwein, der im Liter 0,1 g Kupfer oder 0,314 g krystallisirtes Kupferacetat und 100 mg Blausäure enthielt. Nach Boussingault enthält der Kirschbranntwein stets Blausäure und Essigsäure. Während man längere Zeit nur den Kirschbranntwein für echt ansah, welcher die blaue Guajakprobe gab, glaubte Boussingault gerade solchen Branntwein wegen seines Kupfergehaltes beanstanden zu müssen.

Von Interesse sind einige weitere Angaben von G. Brigel. Danach soll der Kirschbranntwein einen vorherrschenden Geruch und Geschmack nach ganz reifen schwarzen Kirschen, einen schwachen Bittermandelöl- (sogenannten „Stein"-)Geruch und einen süßlichen, später auf dem hinteren Theile der Zunge etwas bitteren Nachgeschmack besitzen; älterer Kirschbranntwein verliert den „Steingeruch" ganz und wird milder schmeckend. Neben Wasser und Weingeist enthält der Kirschbranntwein nach Brigel geringe Mengen Fuselöl, Glycerin und Essigsäure, Spuren von Bittermandelöl und Blausäure, sowie einen eigenthümlichen Aether, dessen Natur man nicht kenne. Der Gehalt an Blausäure und Bittermandelöl sei so gering, daß diese Stoffe in dem Branntweine selbst nicht mehr nachgewiesen werden könnten; in altem Kirschbranntweine fehlten diese Stoffe fast ganz. Auch der Gehalt an Fuselöl sei sehr klein; deshalb trübe sich der Kirschbranntwein beim Verdünnen mit Wasser nur wenig. Die Menge

[1]) Vierteljahresschr. prakt. Pharm. 1869. **18.** 440.
[2]) Schweiz. Wochenschr. Pharm. 1868. **6.** 125; Ber. deutsch. chem. Gesellschaft 1869. **3.** 21.
[3]) Schweiz. Wochenschr. Pharm. 1868. **6.** 230.
[4]) Bull. soc. chim. [2]. 1872. **17.** 482.
[5]) Neues Repert. Pharm. 1873. **22.** 297.
[6]) Compt. rend. 1874. **79.** 832; Journ. pharm. chim. [4]. 1874. **20.** 417.
[7]) Arch. Pharm. [3]. 1879. **15.** 517.

der Essigsäure schwanke gewöhnlich zwischen 0,02 und 0,05 Prozent; erst wenn mehr als 0,15 Prozent Essigsäure vorhanden sei, werde sie durch den Geschmack erkannt. Sehr viele Kirschbranntweine enthielten kleine Mengen Kupfer. Zur Unterscheidung des echten Kirschbranntweines von gefälschtem könne nur die Geruchs- und Geschmacksprobe herangezogen werden.

Eingehendere Untersuchungen über die Bestandtheile des Kirschbranntweines wurden von J. Neßler[1]) sowie von J. Neßler und M. Barth[2]) angestellt. Sie heben hervor, daß die Beurtheilung der Echtheit derartiger Branntweine durch die chemische Analyse meist nur zu ganz geringfügigen Ergebnissen führt. Aus einem höheren Aschen- bezw. Kalkgehalte des Kirschbranntweines auf eine absichtliche Verfälschung mit hartem Brunnenwasser zu schließen, sei nicht angängig; denn in vielen Gegenden werde fast stets hochprozentiger Kirschbranntwein dargestellt, der durch Wasserzusatz auf die übliche Stärke gebracht werde. Ein Zusatz von kalkarmen Wasser ist auf diese Weise überhaupt nicht feststellbar. Auch nach Neßler und Barth sind für die Beurtheilung der Echtheit des Kirschbranntweines nur die Geruchs- und Geschmacksproben maßgebend. Zweckmäßig konzentrirt man die riechenden Nebenbestandtheile der Branntweine in geeigneter Weise, z. B. durch Verreiben in den Händen oder durch Aufsaugen derselben in Filtrirpapier und Verdunsten des Alkohols, wobei die Riechstoffe größtentheils zurückbleiben. Wenn man trockenes, geschmolzenes Chlorcalcium mit dem Kirschbranntweine übergießt, so bindet das Chlorcalcium den Alkohol und der Nebengeruch tritt deutlich hervor; auch durch Abdunsten des Weingeistes bei 60° C. kann man die riechenden Bestandtheile des Kirschbranntweines konzentriren.

Neßler und Barth untersuchten eine Anzahl reiner Kirschbranntweine, die sie auf Ausstellungen entnommen hatten, näher auf einige Bestandtheile. 29 im Jahre 1880 in Oberkirch ausgestellte Kirschbranntweine enthielten sämmtlich Blausäure (durch die Guajak-Kupferreaktion nachgewiesen), 4 Proben waren frei von Kupfer, 4 enthielten Spuren Kupfer, 9 Proben weniger als 2 mg, 9 Proben 2 bis 4 mg und 5 Proben 5 bis 8 mg Kupfer im Liter.

In 41 Kirschbranntweinen von Ausstellungen in Kappel-Rodeck und Oberkirch (1882) ermittelten Neßler und Barth den Gehalt an Alkohol, Essigsäure (Gesammtsäure), Blausäure, Kalk und Kupfer. Der Alkohol wurde mit Hülfe des spezifischen Gewichtes, die Säure durch Titriren mit $^1/_{30}$-normaler alkoholischer Kalilauge (Phenolphtaleïn als Indikator), der Kalk mit oxalsaurem Ammonium in der entgeisteten Flüssigkeit gewichtsanalytisch bestimmt. Die Feststellung des Kupfergehaltes erfolgte kolorimetrisch mit einer verdünnten Ferrocyankaliumlösung, die der Blausäure ebenfalls kolorimetrisch mit verdünnter Kupferlösung und Guajaktinktur. Die Ergebnisse sind in der folgenden Tafel (S. 69 oben) zusammengestellt.

In anderen Kirschbranntweinen stieg der Gehalt an Essigsäure bis zu 1,9 g und an Kupfer bis zu 19 mg im Liter. Furfurol enthielten alle untersuchten Proben reichlich; die Jorissen'sche Reaktion[3]) mit Anilin und Salzsäure (Rothfärbung) trat in allen Fällen stark ein. Die Prüfung auf höhere Alkohole nach L. Marquardt[4]) führte zu dem Ergebnisse, daß diese Stoffe in den untersuchten Kirschbranntweinen nicht vorhanden waren.

---

[1]) Arch. Pharm. [3]. 1881. **19.** 161.

[2]) Zeitschr. analyt. Chemie 1883. **22.** 33.

[3]) Ber. deutsch. chem. Gesellschaft 1880. **13.** 2439.

[4]) Ebd. 1882. **15.** 1370 und 1661.

Nummer	Alkohol	Freie Säure, als Essigsäure berechnet	Blausäure	Kalk (CaO)	Kupfer (metall.)	Nummer	Alkohol	Freie Säure, als Essigsäure berechnet	Blausäure	Kalk (CaO)	Kupfer (metall.)
	Maßproz.	g im Liter	mg im Liter				Maßproz.	g im Liter	mg im Liter		
1	51,0	0,4	6	10	unter 2	22	52,1	0,5	12	4	3
2	53,0	0,4	4	1	unter 2	23	53,5	0,8	10	4	8
3	55,4	0,4	7	2	6	24	47,2	0,8	2	3	9
4	57,4	0,6	4	1	2	25	55,1	0,4	8	Spur	0
5	50,0	0,9	3	8	5	26	49,5	0,6	10	Spur	6
6	52,3	0,5	3	7	unter 2	27	53,4	0,4	10	Spur	3
7	52,0	0,6	3	10	2	28	51,7	0,4	10	Spur	5
8	53,0	0,6	5	8	2	29	50,8	0,3	10	1	6
9	52,0	0,6	5	8	unter 2	30	53,6	0,3	12	3	5
10	54,3	1,0	3	1	6	31	50,8	0,8	15	1	2
11	55,6	0,4	3	3	6	32	53,1	0,4	17	Spur	7
12	49,0	0,4	4	1	unter 2	33	53,1	0,3	10	1	6
13	51,6	0,5	4	3	2	34	50,3	0,3	10	3	2
14	50,6	1,8	4	2	unter 2	35	54,3	0,7	15	2	7
15	49,8	0,6	10	4	3	36	52,9	0,6	15	1	unter 2
16	55,8	0,3	8	3	2	37	54,2	0,7	8	Spur	5
17	48,3	0,5	5	2	5	38	55,2	0,7	12	Spur	2
18	53,1	0,4	6	2	7	39	52,4	0,5	10	Spur	6
19	52,6	0,5	10	2	unter 2	40	50,3	0,5	10	Spur	6
20	52,3	0,4	15	3	Spur	41	54,0	1,1	12	3	5
21	51,2	0,5	12	2	geringe Spur						

K. Birnbaum[1]) veröffentlichte im Jahre 1883 die Ergebnisse der Untersuchung von 21 Kirschbranntweinen, die in der nachstehenden Tafel mitgetheilt sind.

Nummer	Alkohol Maßprozent	Extrakt	Mineral-bestandtheile	Kalk (CaO)	Freie Säure, als Essigs. ber.	Blausäurereaktion mit Guajak-Kupfer-lösung	Nummer	Alkohol Maßprozent	Extrakt	Mineral-bestandtheile	Kalk (CaO)	Freie Säure, als Essigs. ber.	Blausäurereaktion mit Guajak-Kupfer-lösung
		g im Liter							g im Liter				
1	50,2	0,190	0,085	0,010	0,49	schwach	12	63,0	0,030	0,010	—	0,21	kaum
2	50,0	0,050	0,010	—	1,13	stark	13	52,3	0,040	0,010	Spur	0,72	„
3	48,5	0,050	0,005	—	1,63	„	14	48,5	0,070	0,025	„	1,02	stark
4	51,0	0,030	0,005	—	1,06	„	15	58,0	0,040	0,015	—	0,64	„
5	52,0	0,050	0,006	—	0,30	„	16	50,0	0,050	0,015	Spur	—	deutlich
6	64,5	0,050	0,023	—	0,64	„	17	51,8	0,050	0,015	„	0,24	„
7	56,0	0,070	0,020	—	0,78	„	18	47,3	0,075	0,030	0,006	0,55	„
8	53,0	0,060	0,024	Spur	0,47	„	19	50,5	0,095	0,045	0,010	0,28	kaum
9	52,8	0,046	0,008	—	0,61	„	20	49,5	0,105	0,020	Spur	0,18	„
10	53,0	0,040	0,010	—	0,64	„	21	51,2	0,060	0,020	„	0,47	stark
11	51,0	0,030	0,010	—	0,58	„							

[1]) K. Birnbaum, Die Prüfung der Nahrungsmittel und Gebrauchsgegenstände im Großherzogthum Baden. Stuttgart 1883. S. 96.

Eine ganze Anzahl von Merkmalen für echten Kirschbranntwein wurde von X. Rocques[1]) angegeben. Nach dessen Vorschrift werden 125 ccm Kirschbranntwein in einem $^1/_2$ Liter fassenden Kolben mit 1 bis 2 ccm Kalilauge versetzt, so daß er stark alkalisch wird. Man destillirt 60 bis 70 ccm ab und füllt das Destillat mit Wasser auf den ursprünglichen Raum auf. Bei echtem Kirschbranntweine färbt sich die alkalische Flüssigkeit während der Destillation gelb, sie bleibt aber klar; künstlich dargestellte Kirschbranntweine gaben mehr oder weniger Flocken. Der Destillationsrückstand riecht bei echtem Kirschbranntweine nach Lindeninfusion, bei künstlichem aromatisch und oft nach bitteren Mandeln. Wird der alkalische Destillationsrückstand mit Phosphorsäure angesäuert, so entsteht bei echtem Kirschbranntweine eine Trübung; bei unechtem Kirschbranntwein werden die Flocken aufgelöst, so daß eine klare Lösung entsteht. Zur Bestimmung der Blausäure destillirt Rocques den angesäuerten Rückstand bis auf 20 ccm ab und fängt das Destillat in 10 ccm Ammoniak auf. In der ammoniakalischen Lösung wird die Blausäure durch Titriren mit Kupfersulfatlösung (s. S. 64) bestimmt. Das Destillat unterwirft Rocques vier verschiedenen Prüfungen:

1. Der Geruch des Destillates ist bei echtem Kirschbranntwein eigenartig, vom „Steingeruch" (Geruch nach Bittermandelöl) ganz verschieden und etwas an Quitten erinnernd; bei künstlichem Kirschbranntwein ist der Geruch ganz anders, fast immer an Bittermandelöl erinnernd, mitunter sogar sehr ausgesprochen. Schüttelt man das Destillat mit Aether aus und verdunstet den Aether, so riecht der Rückstand bei echtem Kirschbranntweine nicht nach Bittermandelöl.

2. Einwirkung von konzentrirter Schwefelsäure. 10 ccm des Destillates werden mit 10 ccm konzentrirter Schwefelsäure gemischt, die Mischung bis zum Kochen erhitzt und nach dem Erkalten in ein Fläschchen mit parallelen Wänden gebracht (Verfahren von Savalle). Reiner Kirschbranntwein zeigt hierbei eine gelbe Färbung, wie eine verdünnte Eisenchloridlösung, ohne eine Spur von Fluorescenz. Künstliche Kirschbranntweine bleiben meistens ganz farblos oder zeigen eine graurosa Färbung; aus Kirschlorbeerwasser dargestellte Kunstprodukte, die übrigens im Handel selten sein sollen, werden durch konzentrirte Schwefelsäure weinroth oder rothbraun gefärbt.

3. Einwirkung von Kaliumpermanganatlösung. Das Destillat von echtem Kirschbranntwein zeigt beim Zusatze von einigen Tropfen Kaliumpermanganatlösung eine schwache, aber deutliche Reduktionserscheinung; bei den meisten künstlichen Kirschbranntweinen bleibt diese Erscheinung aus.

4. Mit ammoniakalischer Silberlösung giebt das Destillat weder bei echtem noch bei künstlichem Kirschbranntweine eine merkbare Reduktionserscheinung. Auf Grund der vorstehenden Prüfungen glaubt Rocques Verfälschungen des Kirschbranntweines ermitteln zu können.

Zehn von Rocques untersuchte echte Kirschbranntweinproben hatte folgende Zusammensetzung:

---

[1]) Bull. soc. chim. [2]. 1887. **47.** 303.

Nr.	Bezeichnung und Herkunft	Alkohol	Freie Säure, als Essigsäure berechnet	Blausäure	Extrakt	Grade Savalle
		Maßprozent	g im Liter	mg im Liter	g im Liter	
1	Schwarzwald. Ernte von 1882	51,5	0,62	40	—	14
2	Rupt-aux-Nonnains (Meuse)	52,5	0,24	40	—	7
3	Umgebung von Saint-Dié	52,0	0,49	32	—	8
4	„ „ Baden	51,0	1,02	50	—	5
5	Luxeuil (Haute-Saône). Ernte von 1883 .	49,0	1,74	110	0,050	4,5
6	„ „ „ „ „ 1884 .	50,0	1,02	64	0,120	8
7	„ „ „ „ „ 1885 .	50,0	0,78	95	0,060	10
8	Gemischter Kirschbranntwein	50,0	1,38	44	0,080	5,5
9	Schwarzwald-Ernte von 1883	49,0	1,35	25	—	3,5
10	Sainte-Marie-en-Chanois (Haute-Saône) . .	51,0	—	55	—	—

Von 20 Kirschbranntweinen des Handels hatten nur 2 eine den echten Proben entsprechende Zusammensetzung; 4 Proben waren Verschnitte von echtem Kirschbranntweine mit Handelsspiritus und die übrigen 14 waren reine Kunstprodukte. Die letzteren hatten folgende mittlere Zusammensetzung: 44 Maßprozent Alkohol, eine Spur Säure, nur eine Spur oder gar keine Blausäure; mit konzentrirter Schwefelsäure färbte sich das Destillat gar nicht oder schwach graurosa.

Später gab X. Rocques[1]) ein weiteres Verfahren zur Unterscheidung der „natürlichen" Branntweine (Fruchtbranntweine) von den „Industriebranntweinen" an. Man destillirt $^1/_2$ Liter des zu prüfenden Branntweines unter Anwendung eines Lebel-Henninger'schen Kugelaufsatzes[2]) mit drei Kugeln ab. Die Destillation wird, ohne eigentliches Fraktioniren, ziemlich rasch geführt, so daß 450 ccm Flüssigkeit in ungefähr $1^1/_2$ Stunden tropfenweise überdestilliren. Man sammelt nach einander neun verschiedene Antheile des Destillates von je 50 ccm Rauminhalt und beobachtet jedesmal die Temperatur. Mit jedem Destillationsantheile stellt man fünf Prüfungen in der Weise an, daß man jede Prüfung an den neun Antheilen neben einander ausführt. Die Prüfungen sind folgende.

1. **Prüfung mit Rosanilinbisulfit.** Zur Herstellung der Probeflüssigkeit mischt man 25 ccm Fuchsinlösung 1 : 1000 mit 15 ccm konzentrirter Natriumbisulfitlösung, 200 ccm Wasser und 5 ccm konzentrirter Schwefelsäure; die Mischung ist farblos. Je 5 ccm der Destillate werden in gleich weite Probirröhrchen gebracht, mit 2 ccm Rosanilinbisulfit versetzt und die auftretenden Rothfärbungen nach $^1/_2$ Stunde beobachtet.

2. **Prüfung mit Anilinacetat.** 5 ccm der Destillate werden mit 5 Tropfen Anilin und 8 Tropfen Essigsäure versetzt und die auftretenden Rothfärbungen nach $^1/_4$ Stunde verglichen.

3. **Prüfung mit Schwefelsäure.** 10 ccm der Destillate werden mit 10 ccm konzentrirter Schwefelsäure gemischt, die Mischungen zum Kochen erhitzt, nach dem Erkalten in Fläschchen mit parallelen Wänden gebracht und die Färbungen verglichen.

4. **Prüfung mit Kaliumpermanganatlösung.** Gleiche Mengen der Destillate werden in gleich weiten Probirröhrchen rasch mit je 2 Tropfen $^1/_{10}$-Normal-Kaliumperman-

[1]) Bull. soc. chim. [2]. 1888. 50. 157.

[2]) Ber. deutsch. chem. Gesellschaft 1874. 7. 1084.

ganatlösung versetzt. Man vermerkt die Reihenfolge, in der in den einzelnen Destillationsantheilen die Reduktion erfolgt und nach 1/2 Minute die Stärke der einzelnen Reduktionen.

5. Prüfung mit ammoniakalischer Silberlösung. Die Probeflüssigkeit wird durch Mischen von zwei Raumtheilen 5prozentiger Silbernitratlösung mit einem Raumtheil Ammoniakflüssigkeit vom spezifischen Gewichte 0,92 jedesmal frisch bereitet. 5 ccm der Destillate werden mit 2 ccm ammoniakalischer Silberlösung versetzt, die Probirröhrchen mit einem Stopfen verschlossen und 24 Stunden an einen dunklen Ort gesetzt; hierauf wird die Stärke der Reduktionen in den einzelnen Röhrchen verglichen.

Die Ergebnisse dieser vergleichenden Prüfung stellte Rocques, um sie möglichst anschaulich zu gestalten, graphisch durch Kurven dar. Er trug der Reihe nach die Nummern der einzelnen Destillationsantheile bezw. die Temperaturen, bei denen die einzelnen Antheile überdestillirten, als Abscissen und die relative Stärke der Reaktionen als Ordinaten in ein Koordinatensystem und verband die dadurch festgelegten Punkte durch eine kontinuirliche Linie. Er erhielt auf diese Weise für jede Reihe von Reaktionen je eine Kurve, die vom Koordinatenanfange ausging und zuletzt wieder zur Abscissenaxe zurückkehrte. Der Verlauf dieser Kurven zeigt augenfällig, wie stark die verschiedenen Reaktionen bei den einzelnen Theildestillaten auftraten. Die Form der Kurven soll nach Rocques für jede einzelne Branntweinart immer gleich bleiben und ein Kennzeichen der Echtheit sein; die künstlichen Branntweine sollen ganz andere, und zwar durchweg viel flacher verlaufende Kurven ergeben. Die von Rocques aus der Untersuchung von echtem und künstlichem Kirschbranntweine hergeleiteten Kurven haben die in der Figur dargestellte Form.

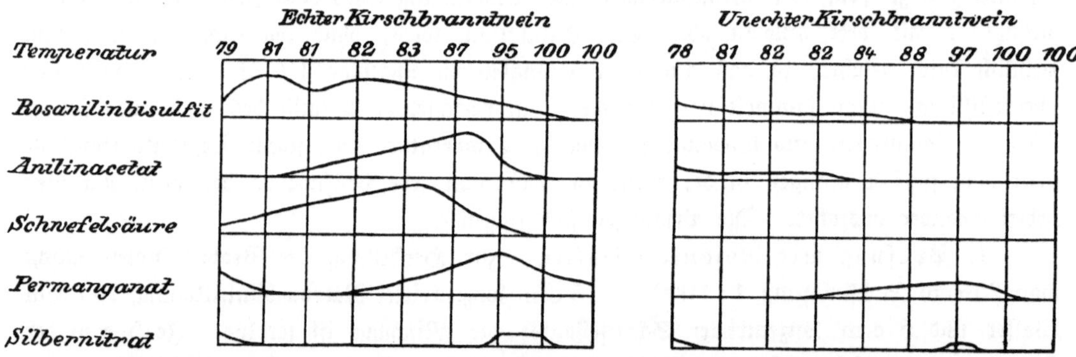

Nach E. Schumacher-Kopp[1]) giebt es Kirschbranntweine, die mit Guajakharztinktur, selbst nach dem Zusatze von Kupferlösung, keine Blausäurereaktion geben. Der Säuregehalt beträgt, als Essigsäure berechnet, 0,18 bis 1,6 g im Liter. Ein bedeutend größerer Kalkgehalt als 0,01 g im Liter, sowie der Eintritt der Salpetersäurereaktion mit Diphenylamin weist auf einen Wasserzusatz hin. Für den Kupfergehalt des Kirschbranntweines hält Schumacher-Kopp die Festsetzung einer oberen Grenze für nothwendig.

Neuerdings veröffentlichte W. Fresenius[2]) die Ergebnisse der Untersuchung von 12 echten Kirschbranntweinen, deren Gehalt an Alkohol, Extrakt, Mineralbestandtheilen und freier Säure er bestimmte; er bediente sich dabei der bei der Weinuntersuchung üblichen Methoden.

---

[1]) Chem. Ztg. 1889. **13.** **466.**

[2]) Zeitschr. analyt. Chemie 1890. **29.** 283.

Nr.	Bezeichnung	Spezifisches Gewicht bei 15,5° C.	Alkohol	Extrakt	Mineral-bestand-theile	Freie Säure, als Essigsäure berechnet
			Gewichtsprozent			
1	1887 gebrannt	0,9343	42,62	0,009	0,002	0,141
2	Desgl.	0,9293	44,96	0,009	0,002	0,080
3	1887 gebrannt aus schwarzen Kirschen . .	0,9177	50,22	0,009	0,002	0,102
4	Desgl.	0,9199	49,70	0,009	0,002	0,059
5	1885er und 1886er gemischt	0,9336	42,95	0,023	0,005	0,198
6	Aus schwarzen Kirschen gebrannt	0,9258	46,55	0,014	0,002	0,093
7	Aus schwarzen nicht veredelten Kirschen gebrannt	0,9236	47,55	0,007	0,001	0,070
8	1886 gebrannt aus theilweise rothen Kirschen	0,9325	43,48	0,018	0,005	0,210
9	1885 gebrannt aus veredelten Kirschen . .	0,9242	47,27	0,017	0,011	0,050
10	1887 gebrannt	0,9347	42,43	0,011	0,003	0,157
11	1883 gebrannt aus schwarzen Kirschen . .	0,8975	59,17	0,009	0,003	0,061
12	Nachlauf 1887er	0,9697	21,54	0,020	0,006	0,218

Die von Fresenius ausgeführten Fuselölbestimmungen werden später besprochen werden. Schließlich ist noch zu erwähnen, daß auch E. Mohler[1]) einen echten und einen künstlichen Kirschbranntwein untersucht hat. Die von Mohler angewandten Verfahren sind von dem Verfasser bereits früher[2]) beschrieben worden. Die Ergebnisse der Untersuchung waren folgende:

Bezeichnung	Alkohol	Extrakt	Freie Säure, als Essigsäure berechnet	Gesammtester, als Essigäther berechnet	Aldehyde, als Acetaldehyd berechnet	Furfurol	Höhere Alkohole, nach Savalle bestimmt	Ammoniak und Amide, als Ammoniak berechnet	Pyridinbasen und Alkaloide, als Ammoniak berechnet	Blausäure
	Maßprozent	g in 100 ccm								mg im Liter
1886er Kirschbranntwein aus Rufach . .	47,6	0,0176	0,0120	0,0352	0,0058	0,00058	0,045	0,0004	0,00050	45
Künstlicher Kirschbranntwein	43,6	0,0800	0,0084	0,0158	0,0015	0,00010	0,005	0,0002	0,00005	0

c. Beobachtungen des Verfassers.

1. Ueber die Menge der Blausäure und die Form, in welcher sie im Kirschbranntweine enthalten ist.

Ueber den Blausäuregehalt der Kirschbranntweine liegen Untersuchungen von F. Boudet[3]), J. Boussingault[4]), J. Neßler und M. Barth[5]), K. Birnbaum[6]), X. Rocques[7]) und E. Mohler[1]) vor. Die Untersuchungen von Boussingault, die in dem vorhergehenden Abschnitte nicht mitgetheilt wurden, weil sie sich nicht auf verkehrsfertigen Kirschbranntwein bezogen, wurden im Anschlusse an die früher (S. 8) angeführten Gährversuche mit Kirschen angestellt. Durch Destillation der bei dem ersten Gährversuche gewonnenen Kirschmaische

[1]) Compt. rend 1891. **112.** 53.

[2]) Arbeiten aus d. Kaiserl. Gesundheitsamte 1893. **8.** 260.

[3]) Journ. pharm. chim. [4]. 1865. **1.** 33.

[4]) Annal. chim. phys. [4]. 1866. **8.** 210.

[5]) Zeitschr. analyt. Chemie 1883. **22.** 33.

[6]) K. Birnbaum, Die Prüfung der Nahrungsmittel und Gebrauchsgegenstände im Großherzogthum Baden. Stuttgart 1883. S. 96.

[7]) Bull. soc. chim. [2]. 1887. **47.** 303.

wurden 23 Liter Kirschbranntwein mit 8,91 kg Alkohol erhalten; in einem Liter dieses Kirschbranntweines waren 110 mg Blausäure enthalten. Die Kirschmaische aus dem zweiten Gährversuche (mit der „Merises" genannten Kirschenart) gab einen Kirschbranntwein von 31,9 Maßprozent Alkohol, der in einem Liter 110 mg Blausäure enthielt. Bei dem dritten Gährversuche mit schwarzen Kirschen wurde ein Kirschbranntwein mit einem Gehalte von 193,7 g Alkohol und 90 mg Blausäure im Liter erzielt.

Im Folgenden sind die bisher bekannt gewordenen Ergebnisse von Untersuchungen über den Blausäuregehalt der Kirschbranntweine zusammengestellt. Da der Alkoholgehalt der Kirschbranntweine zum Theil recht erheblich schwankt, sind die Blausäuremengen auf gleiche Gewichtstheile (je 1000 g) wasserfreien Alkohols bezogen, um den Vergleich auf eine von der zufälligen Verdünnung mit Wasser unabhängige Grundlage zu stellen. Aus gleich zu erwähnenden Gründen sind die Ergebnisse von J. Neßler und M. Barth getrennt von den übrigen aufgeführt.

Blausäuregehalt der Kirschbranntweine.

1. **Ergebnisse von J. Neßler und M. Barth.** (Die Proben sind die auf S. 69 unter Nr. 1 bis 41 aufgeführten).

Laufende Nummer	Blausäure auf 1000 g wasserfreien Alkohol mg	Laufende Nummer	Blausäure auf 1000 g wasserfreien Alkohol mg	Laufende Nummer	Blausäure auf 1000 g wasserfreien Alkohol mg	Laufende Nummer	Blausäure auf 1000 g wasserfreien Alkohol mg
1	13,8	12	9,6	22	29,2	32	39,6
2	8,8	13	9,1	23	24,0	33	24,2
3	16,8	14	9,3	24	5,0	34	25,7
4	8,1	15	28,4	25	19,0	35	34,3
5	7,1	16	18,8	26	26,2	36	35,4
6	6,7	17	12,2	27	24,1	37	19,4
7	6,8	18	13,2	28	24,9	38	27,4
8	11,0	19	24,5	29	25,5	39	24,6
9	11,3	20	35,8	30	28,3	40	25,7
10	6,4	21	29,8	31	37,0	41	28,1
11	6,3						

2. **Ergebnisse von J. Boussingault, F. Boudet, E. Mohler und X. Rocques.**

Lfde. Nr.	Bezeichnung	Blausäure auf 1000 g wasserfreien Alkohol mg	Analytiker	Lfde. Nr.	Bezeichnung	Blausäure auf 1000 g wasserfreien Alkohol mg	Analytiker
1	—	284,2	J. Boussingault	11	Vergl. X. Rocques (S. 71)	97,9	X. Rocques
2	Aus Merises	434,8	J. Boussingault	12	Vergl. X. Rocques (S. 71)	96,0	X. Rocques
3	Aus schwarzen Kirschen	464,0	J. Boussingault	13	Vergl. X. Rocques (S. 71)	76,6	X. Rocques
4	Vergl. F. Boudet (S. 66)	94,1	F. Boudet	14	Vergl. X. Rocques (S. 71)	124.4	X. Rocques
5	Vergl. F. Boudet (S. 66)	123,2	F. Boudet	15	Vergl. X. Rocques (S. 71)	281,3	X. Rocques
6	Vergl. F. Boudet (S. 66)	72,3	F. Boudet	16	Vergl. X. Rocques (S. 71)	160,0	X. Rocques
7	Vergl. F. Boudet (S. 66)	77,3	F. Boudet	17	Vergl. X. Rocques (S. 71)	240,0	X. Rocques
8	Vergl. F. Boudet (S. 66)	172,4	F. Boudet	18	Vergl. X. Rocques (S. 71)	110,6	X. Rocques
9	Vergl. F. Boudet (S. 66)	225,2	F. Boudet	19	Vergl. X. Rocques (S. 71)	64,9	X. Rocques
10	Vgl. E. Mohler (S. 74)	119,1	E. Mohler	20	Vergl. X. Rocques (S. 71)	135,9	X. Rocques

Der Verfasser fand:	Blausäure auf 1000 g wasserfreien Alkohol
In dem gewöhnlichen Kirschbranntweine (S. 44)	194 mg
In dem aus der untersuchten Maische gewonnenen Kirschbranntweine (S. 49)	72 „
In dem Kirschbranntwein-Spätbrande (S. 52)	244 „
In der Kirschmaische zur Zeit der ersten Untersuchung (S. 47)	173 „
In der Kirschmaische ein Jahr später (S. 50)	278 „

Die Ergebnisse von Neßler und Barth stehen, wie man sieht, mit denen der übrigen Forscher im Widerspruche; Neßler und Barth fanden viel weniger Blausäure als die Uebrigen. Bei ihren Bestimmungen ist der Mindestgehalt an Blausäure 5,0 mg, der Höchstgehalt 39,6 mg und der mittlere Gehalt in allen 41 Proben 20,0 mg Blausäure auf 1000 g Alkohol. Von den Bestimmungen der übrigen Forscher müssen die unter Nr. 2 und 3 aufgeführten sehr hohen Zahlen von Boussingault ausgeschieden werden, weil sie sich nicht auf verkehrsfertigen Kirschbranntwein beziehen. Die übrigen 18 Kirschbranntweine hatten einen Mindestgehalt von 64,9 mg, einen Höchstgehalt von 284,2 mg und einen mittleren Gehalt von 142,0 mg Blausäure auf 100 g Alkohol. Der mittlere Gehalt der drei von dem Verfasser untersuchten Kirschbranntweine war 170 mg Blausäure auf 1000 g Alkohol. Die Mittelzahl von Boussingault, Boudet, Rocques und Mohler ist siebenmal und die des Verfassers $8^1/_2$ mal größer als die von Neßler und Barth.

Wie ist diese bemerkenswerthe Thatsache zu erklären? Man könnte annehmen, daß der Gehalt der Kirschbranntweine an Blausäure wirklich ein so schwankender sei, wie die mitgetheilten Zahlen angeben. Dann wäre es aber ein unbegreiflicher Zufall, daß Neßler und Barth ausschließlich Kirschbranntweine mit sehr geringem Blausäuregehalte, die übrigen Forscher aber nur solche mit hohem Blausäuregehalte untersuchten. Weiter könnte man vermuthen, daß die zur Bestimmung der Blausäure angewandten Verfahren ungenaue und schwankende Ergebnisse lieferten. Aber auch dies trifft nicht zu; denn das von Neßler und Barth angewandte kolorimetrische Verfahren mit Guajaktinktur und Kupferlösung giebt durchaus befriedigende Ergebnisse, und dasselbe weiß man auch von dem Titrirverfahren mit ammoniakalischer Kupferlösung, dessen sich die übrigen Forscher bedienten.

Die erheblichen Unterschiede im Blausäuregehalte der Kirschbranntweine, die sich aus den Untersuchungen von Neßler und Barth einerseits und der übrigen (französischen) Forscher andererseits ergeben, finden durch die Thatsache ihre Erklärung, daß die Blausäure nur zum Theil in freiem Zustande in den Kirschbranntweinen enthalten, zum Theil aber an einen organischen Bestandtheil des Kirschbranntweines derart gebunden ist, daß sie die direkten Blausäurereaktionen nicht mehr giebt; insbesondere ist die gebundene Blausäure weder durch die Guajak-Kupferprobe noch durch die Silbernitratprobe nachweisbar. Durch die Einwirkung der Alkalien (auch von Ammoniak) wird die Blausäure aus ihrer Verbindung in der Form von Cyanalkalisalz abgespalten. Dadurch erklärt es sich, daß Neßler und Barth viel weniger Blausäure fanden als die übrigen Forscher; sie bestimmten mit Guajaktinktur und Kupferlösung nur die freie Blausäure, während ihnen die gebundene Blausäure entging. Die französischen Forscher führten dagegen die Bestimmung der Blausäure nach dem Kupfertitrirverfahren in ammoniakalischer Lösung aus, in welcher die Blausäure aus ihrer Verbindung in der Form von Cyanammonium abgespalten war; sie fanden daher die gesammte Blausäure in den Kirschbranntweinen.

Von der Thatsache, daß ein Theil der Blausäure in dem Kirschbranntweine in gebundenem Zustande vorhanden ist, kann man sich durch einen einfachen Versuch leicht überzeugen. Man verdünne einen Kirschbranntwein soweit mit Wasser, daß die blaue Färbung mit Guajaktinktur und Kupferlösung nur noch mäßig stark auftritt. Von dem verdünnten Branntweine bringe man gleiche Mengen in zwei gleich weite Probirröhrchen, lasse die eine Probe unverändert, setze zu der anderen einen Tropfen Natronlauge, so daß der Branntwein stark alkalisch reagirt, lasse die Natronlauge etwa zwei Minuten einwirken und füge dann Essigsäure bis zur sauren Reaktion zu. Hierauf versetze man beide Proben mit gleichen Mengen derselben Guajaktinktur und je einem Tropfen verdünnter Kupfersulfatlösung. Nach einmaligem Umschütteln wird der mit Natronlauge behandelte Kirschbranntwein eine weit stärkere Blaufärbung zeigen als der unveränderte Kirschbranntwein.

Nunmehr ist die Frage zu beantworten, mit welchem Bestandtheile des Kirschbranntweines die Blausäure verbunden ist. Von allen in dem Kirschbranntweine gefundenen Stoffen kommen nach den Grundsätzen der organischen Chemie nur die Aldehyde in Frage und von diesen wiederum ohne Zweifel nur der Benzaldehyd.

Zu diesem Ergebnisse führen zunächst gewisse Analogieschlüsse. Man kennt schon seit langer Zeit eine Flüssigkeit, die dem Kirschbranntweine in manchen Beziehungen ähnlich ist: das Bittermandelwasser, neben dem auch noch das Kirschlorbeerwasser zu nennen ist. Das durch Destillation der von dem fetten Oele größtentheils befreiten bitteren Mandeln mit Wasser gewonnene Bittermandelwasser enthält neben anderen Stoffen hauptsächlich Blausäure und Benzaldehyd (Bittermandelöl), ebenso das durch Destillation der Kirschlorbeerblätter mit Wasser dargestellte Kirschlorbeerwasser. Man weiß schon seit dem Beginne dieses Jahrhunderts, daß in dem Bittermandelwasser nur ein verhältnißmäßig geringer Theil der Blausäure in freiem Zustande enthalten ist. Schrader[1]) fand 1827, daß weder durch Silbernitrat noch durch Quecksilberoxyd dem Bittermandelwasser alle Blausäure entzogen werden kann. Duflos[2]) und Ph. L. Geiger[3]) bestätigten dies und beobachteten, daß durch Zusatz von ammoniakalischer Silberlösung und darauf folgendes Ansäuern mit Salpetersäure die gesammte Menge der Blausäure im Bittermandelwasser als Cyansilber gefällt wird.

Die ersten Versuche zur Bestimmung der freien Blausäure und der gebundenen Blausäure im Bittermandelwasser wurden von S. Feldhaus[4]) angestellt; später befaßte sich O. Linde[5]) mit diesem Gegenstande. Ihre Ergebnisse sind in dem Täfelchen auf S. 77 zusammengestellt. Es sei bemerkt, daß in der „freien Blausäure" dieser Tafel auch eine gewisse Menge Cyanammonium eingeschlossen ist, das ebenfalls durch Silbernitrat direkt gefällt wird.

Die Art der Verbindung, welche ein Theil der Blausäure in dem Bittermandelwasser eingeht, ist durch zwei Versuche festgestellt worden. Bereits F. L. Winckler[6]) wurde durch

---

[1]) Berl. Jahrbuch d. Pharm. 1827 (2. Abtheilung). 43.

[2]) Kastner's Archiv f. d. gesammte Naturlehre **14.** 18; Annal. Chem. Pharm. 1837. **24.** 210.

[3]) Annal. Chem. Pharm. 1835. **13.** 195.

[4]) Arch. Pharm. 1863. **164.** 41; Zeitschr. analyt. Chemie 1864. **3.** 41.

[5]) Pharm. Centralh. 1887. **28.** 354, 365 und 391.

[6]) Buchner's Repert. Pharm. **37.** 388; **39.** 167; Annal. Chem. Pharm. 1832. **4.** 242; 1836. **18.** 310.

Nummer	Gehalt des Bittermandelwassers an			Von 100 Theilen Gesammt-blausäure sind		Analytiker
	Gesammt-blausäure %	freier Blausäure %	gebundener Blausäure %	freie Blausäure Theile	gebundene Blausäure Theile	
1	0,1689	0,0061	0,1628	3,61	96,39	
2	0,1507	0,0075	0,1432	4,98	95,02	S. Feldhaus
3	0,1289	0,0080	0,1209	6,21	93,79	S. Feldhaus
4	0,1297	0,0075	0,1222	5,78	94,22	S. Feldhaus
5	0,0703	0,0106	0,0597	15,08	84,92	S. Feldhaus
6	0,0911	0,0097	0,0814	10,65	89,35	S. Feldhaus
7	0,0925	0,0108	0,0817	11,67	88,33	S. Feldhaus
8	0,1150	0,0400	0,0750	34,78	65,22	O. Linde
9	0,1000	0,0086	0,0914	8,60	91,40	O. Linde
10	0,0350	0,0100	0,0250	28,57	71,43	O. Linde
11	0,0800	0,0106	0,0694	13,25	86,75	O. Linde
12	0,0804	0,0020	0,0784	2,50	97,50	O. Linde
13	0,1660	0,0210	0,1450	12,65	87,35	O. Linde
14	0,1850	0,0500	0,1350	27,00	73,00	O. Linde

seine Untersuchungen zu der Annahme geführt, daß der größte Theil der Blausäure im Bittermandelwasser mit **Benzaldehyd** chemisch verbunden ist. Durch Abdampfen von Bittermandelwasser mit Salzsäure erhielt er nämlich eine damals neue Säure, die **Mandelsäure** oder **Phenylglykolsäure** $C_6H_5\text{-}CH<^{OH}_{COOH}$. Diese Reaktion beweist, daß in dem Bittermandelwasser eine Verbindung von einer Molekel Benzaldehyd mit einer Molekel Blausäure, das **Benzaldehydcyanhydrin** oder **Mandelsäurenitril** $C_6H_5\text{-}CH<^{OH}_{CN}$ enthalten ist. Durch Salzsäure wird das Nitril verseift und neben Chlorammonium die Mandelsäure gebildet:

$$C_6H_5\text{-}CH<^{OH}_{CN} + 2H_2O + HCl = C_6H_5\text{-}CH<^{OH}_{COOH} + NH_4Cl$$

Ein einfaches Gemenge von Benzaldehyd und Blausäure würde nicht Mandelsäure, sondern durch Einwirkung der Salzsäure auf die Blausäure höchstens Ameisensäure liefern:

$$HCN + 2H_2O + HCl = HCOOH + NH_4Cl.$$

Der zweite Beweis, daß in dem Bittermandelwasser und Kirschlorbeerwasser wirklich Benzaldehydcyanhydrin enthalten ist, wurde von **M. Fileti**[1]) erbracht. **Fileti** schüttelte Kirschlorbeerwasser mit Aether aus und erhielt durch Verdunsten des Aethers rohes Kirschlorbeeröl, welches die Verbindung von Benzaldehyd und Blausäure enthielt. Durch Einwirkung von Zink und Salzsäure, d. h. von Wasserstoff im Entstehungszustande auf dieses Oel wurde das Chlorhydrat des Phenyläthylamins gebildet:

$$C_6H_5\text{-}CH<^{OH}_{CN} + 3H_2 + HCl = C_6H_5\text{-}CH_2\text{-}CH_2\text{-}NH_2 \cdot HCl + H_2O.$$

Auch diese Reaktion ist für die Nitrile kennzeichnend. Das Phenyläthylamin ist eine bei 193° siedende Flüssigkeit, die in Wasser ziemlich, in Alkohol und Aether sehr leicht löslich ist und

[1]) Ber. deutsch. chem. Gesellschaft 1879. **12.** 297; vergl. auch **M. Fileti** und **Piccini**, Gazz. chim ital. 1879. **9.** 294; Ber. deutsch. chem. Gesellschaft 1879. **12.** 1700.

an der Luft Kohlensäure anzieht; ihr Chlorhydrat bildet glänzende, bei 217° C. schmelzende Blättchen.

Ein mechanisches Gemenge von Benzaldehyd und Blausäure kann bei der Reduktion einen derartigen Körper nicht liefern; aus demselben wird vielmehr nach M. Fileti durch die Einwirkung des entstehenden Wasserstoffes auf die Blausäure Methylamin gebildet. Auch gegen Schwefelsäure und Chlor verhält sich das rohe Kirschlorbeeröl, das zum größten Theil aus Mandelsäurenitril besteht, anders als ein bloßes Gemisch von Benzaldehyd und Blausäure.

Damit ist bewiesen, daß das Bittermandel- und Kirschlorbeerwasser thatsächlich Benzaldehydcyanhydrin enthalten. Dieses Additionsprodukt von Benzaldehyd und Blausäure ist schon lange bekannt. Bereits im Jahre 1815 wurde es von L. Brugnatelli[1]) als Bestandtheil des Pfirsichblätteröles beschrieben. Später wurde es von Völkel[2]) durch Abdampfen von rohem (blausäurehaltigem) Bittermandelöle mit Salzsäure unter 100° gewonnen. Nach Völkel ist das Benzaldehydcyanhydrin ein gelbes geruchloses Oel, unlöslich in Wasser, löslich in Alkohol und Aether; es reagirt neutral und bleibt an der Luft unverändert. Sein spezifisches Gewicht ist gleich 1,124; bei 170° zerfällt es in Benzaldehyd und Blausäure. Verfahren zur Darstellung des Benzaldehydcyanhydrins wurden von O. Müller[3]), Fr. Urech[4]), A. Spiegel[5]) und O. Linde[6]) angegeben. Nach Ferd. Tiemann und L. Friedländer[7]) erstarrt das Benzaldehydcyanhydrin bei —10° C. und zersetzt sich bei starkem Erhitzen in Benzaldehyd und Blausäure.

Weitere Eigenschaften des Benzaldehydcyanhydrins kennt man bis jetzt nicht, wenigstens sind sie an dem reinen Stoffe nicht studirt worden. Aus den in der Literatur vorliegenden Untersuchungen über Bittermandelwasser lassen sich indessen noch andere Eigenschaften des Benzaldehydcyanhydrins erschließen. Gegen verdünnte Säuren ist es in der Kälte beständig, durch Alkalien wird es in Benzaldehyd und Blausäure zerlegt. Besonders wichtig ist das Verhalten dieser Verbindung beim Erhitzen. Nach den oben mitgetheilten Angaben muß man annehmen, daß erst bei hoher Temperatur der Zerfall des Benzaldehydcyanhydrins in seine Bestandtheile stattfinde. Dies scheint aber nicht richtig zu sein. Nach S. Feldhaus[8]) entsteht bei der Einwirkung von Emulsin auf Amygdalin bei 0° nur Benzaldehydcyanhydrin, aber keine freie Blausäure und kein freier Benzaldehyd. Bei gewöhnlicher Zimmertemperatur treten dagegen nach O. Linde[9]) bereits kleine Mengen der Zersetzungsprodukte auf. Durch weitere Versuche mit Bittermandelwasser, dem durch Schütteln mit Silberoxyd die gesammte freie Blausäure entzogen worden war, bewies Feldhaus, daß schon bei 85—100° C. eine starke Zersetzung des Cyanhydrins in seine Bestandtheile eintritt.

Zwei für die Beurtheilung des Kirschbranntweines sehr wichtige Fragen bezüglich des Benzaldehydcyanhydrins haben bisher ihre Erledigung noch nicht gefunden: das Verhalten

---

[1]) Annal. chim. 1815. **96.** 76.

[2]) Annal. Phys. Chemie 1844. **62.** **444**; Annal. Chem. Pharm. 1844. **52.** 361.

[3]) Ber. deutsch. chem. Gesellschaft 1871. **4.** 980.

[4]) Annal. Chem. Pharm. 1872. **164.** 255.

[5]) Ber. deutsch. chem. Gesellschaft 1881. **14.** 235.

[6]) Pharm. Centralh. 1887. **28.** 392.

[7]) Ber. deutsch. chem. Gesellschaft 1881. **14.** 1967.

[8]) Arch. Pharm. 1863. **164.** 41.

[9]) Pharm. Centralh. 1887. **28.** 355.

bei der Destillation mit Wasser- und Alkoholdämpfen und die Bildung aus Benzaldehyd und freier Blausäure in sehr verdünnter alkoholisch-wässeriger Lösung. Zwar liegen über den letzteren Punkt Angaben von O. Linde[1]), E. Utescher[2]) und C. Glücksmann[3]) vor, dieselben sind aber noch nicht als endgültige zu betrachten. Soviel steht indessen fest, daß das Bittermandelwasser neben Benzaldehydcyanhydrin auch freie Blausäure und freien Benzaldehyd enthält. Die freie Blausäure läßt sich durch Silbernitrat nachweisen und bestimmen. Zur Ermittelung von freiem Benzaldehyd schüttelt man das Bittermandelwasser mit Aether aus und verdunstet den Aether bei gewöhnlicher Temperatur. Es hinterbleibt ein Oel, das neben Benzaldehydcyanhydrin gegebenenfalls freien Benzaldehyd, aber keine freie Blausäure enthält. Man löst eine gewogene Menge des Oeles in verdünntem Weingeiste und bestimmt den Gehalt der Lösung an gebundener Blausäure nach einem der später zu beschreibenden Verfahren. Reines Benzaldehydcyanhydrin enthält 20,33 % Blausäure; ein geringerer Blausäuregehalt zeigt die Gegenwart von freiem Benzaldehyd an, und aus der Menge der gefundenen Blausäure kann in jedem Falle die Menge des in dem Oele enthaltenen freien Benzaldehydes berechnet werden.

Einige derartige Untersuchungen wurden von O. Linde[5]) ausgeführt. Die sieben von ihm auf ihren Gehalt an freier und gebundener Blausäure untersuchten Proben von Bittermandelwasser (s. die Tafel S. 77) wurden mit Aether ausgeschüttelt, der Aether verdunstet, die zurückbleibenden Oele über Chlorcalcium getrocknet und in einem gewogenen Theile der Blausäuregehalt in der vorher angegebenen Weise bestimmt. Daraus berechnete Linde die Menge des in den Oelen enthaltenen freien Benzaldehydes und des Benzaldehydcyanhydrins; mit Benutzung der Blausäurebestimmungen (s. S. 77) war er dann im Stande, den Gehalt der ursprünglichen Bittermandelwasserproben an freier Blausäure, Benzaldehyd und Benzaldehydcyanhydrin zu berechnen. Die Ergebnisse dieser Untersuchungen sind in dem folgenden Täfelchen zusammengestellt.

Nr.	Gehalt der Oele an Blausäure	Die Oele bestanden aus		Die Bittermandelwasserproben enthielten		
		Benzaldehydcyanhydrin	Benzaldehyd	Freie Blausäure	Benzaldehyd	Benzaldehydcyanhydrin
	%	%	%	%	%	%
1	19,0	95,0	5,0	0,400	0,197	3,75
2	12,3	61,5	38,5	0,086	2,860	4,75
3	15,0	75,0	25,0	0,100	0,416	1,25
4	15,3	76,5	23,5	0,106	1,066	3,47
5	16,3	81,5	18,5	0,020	0,890	3,92
6	18,7	93,5	6,5	0,210	0,504	7,25
7	17,0	85,0	15,0	0,050	1,190	6,75

Die vorstehenden Auseinandersetzungen über die Bestandtheile des Bittermandelwassers lassen sich ohne Weiteres auf den Kirschbranntwein übertragen. Beide Flüssigkeiten verdanken ihren Gehalt an Blausäure und Benzaldehyd einer Zersetzung des Amygdalins, beide werden durch Destillation gewonnen und verhalten sich bei den Blausäureproben im Grundsatze ganz gleich. Der Kirschbranntwein enthält indessen neben den Zersetzungprodukten des Amygdalins

[1]) Pharm. Centralh. 1887. 28. 567.
[2]) Pharm. Post 1894. 27. 321, 417 und 437.
[3]) Ebd. 1894. 27. 389.
[4]) Pharm. Centralh. 1887. 28. 365.

noch zahlreiche Erzeugnisse der Gährung, welche verursachen können, daß die zahlenmäßigen Verhältnisse zwischen freier und gebundener Blausäure andere sind als in dem Bittermandelwasser.

Leider ist der Verfasser nicht in der Lage gewesen, die Gegenwart von Benzaldehydcyanhydrin im Kirschbranntweine direkt nachzuweisen. Als man die Beobachtung machte, daß die Blausäure im Kirschbranntweine zum Theil an einen anderen Stoff gebunden ist, war die größte Menge der Kirschbranntweinproben bereits durch Destillation zerlegt. Die verhältnißmäßig kleinen Mengen, die man in ursprünglichem Zustande zurückbehalten hatte, wurden zu anderen Versuchszwecken verbraucht; sie hätten auch zum Nachweise des Benzaldehydcyanhydrins nicht ausgereicht. Da bei dem Zwetschenbranntweine, mit dessen Untersuchung der Verfasser zur Zeit beschäftigt ist, bezüglich des Gehaltes an Blausäure und Benzaldehyd ganz ähnliche Verhältnisse vorliegen wie bei dem Kirschbranntweine, wird der Verfasser den unmittelbaren Nachweis des Benzaldehydcyanhydrins in einer größeren Menge Zwetschenbranntwein versuchen. Gleichzeitig beabsichtigt er, die Eigenschaften des reinen Benzaldehydcyanhydrins, soweit sie für die Beurtheilung des Kirschbranntweines von Bedeutung und bisher noch nicht ermittelt sind, zu studiren.

2. Die Bestimmung der freien und der gebundenen Blausäure im Kirschbranntweine.

Im Kirschbranntweine ist die Blausäure zum Theil in freiem Zustande, zum Theil in der Form von Benzaldehydcyanhydrin oder Mandelsäurenitril enthalten. Die freie Blausäure kann man unmittelbar bestimmen, ferner gelingt es auf einfache Weise, den Gesammtgehalt des Kirschbranntweines an Blausäure festzustellen; der Unterschied zwischen der Gesammtblausäure und der freien Blausäure ergiebt die Menge der an Benzaldehyd gebundenen Blausäure.

α) Bestimmung der freien Blausäure im Kirschbranntweine.

Da das Benzaldehydcyanhydrin durch die Alkalien in seine Bestandtheile zerlegt wird, sind für die Bestimmung der freien Blausäure im Kirschbranntweine alle Verfahren unbrauchbar, die in alkalischer Lösung ausgeführt werden müssen. Es kommen hauptsächlich drei Verfahren in Betracht: das gewichtsanalytische Verfahren mit Silbernitrat (S. 61), das unmittelbare Titrirverfahren mit Silberlösung in saurer Lösung unter Verwendung von Kaliumchromat als Indikator und das Restverfahren von J. Volhard (Fällen der Blausäure mit einer gemessenen überschüssigen Silberlösung und Zurücktitriren des Silberüberschusses mit Rhodanlösung). Wegen des verhältnißmäßig geringen Gehaltes an freier Blausäure im Kirschbranntweine verwendet man zweckmäßig eine größere Menge, etwa 1 Liter Kirschbranntwein.

Der Verfasser bediente sich zur Bestimmung der freien Blausäure im Kirschbranntweine des gewichtsanalytischen Verfahrens. Ein Liter Branntwein wird mit einem geringen Ueberschusse von Silbernitratlösung versetzt, wodurch eine Trübung von ausgeschiedenem Cyansilber entsteht. Nach einiger Zeit ballt sich das Cyansilber zu weißen Flocken zusammen, die größtentheils zu Boden sinken. Man filtrirt die Flüssigkeit durch ein Filter von bekanntem, geringem Aschengehalte, sammelt das Cyansilber sorgfältig auf dem Filter, wäscht dieses mit kaltem Wasser aus, bis das Waschwasser kein Silber mehr gelöst enthält, trocknet Filter und Niederschlag, bringt sie dann in einen gewogenen Porzellantiegel, verbrennt das Filter und glüht den Rückstand zuletzt kurze Zeit in der Gebläseflamme. Es hinterbleibt metallisches Silber, das gewogen wird. a Gramm metallischem Silber entsprechen 0,2506 . a Gramm Blausäure.

β) Bestimmung der Gesammtblausäure im Kirschbranntweine.

Zur Bestimmung der gesammten Blausäure im Kirschbranntweine ist es nothwendig, das Benzaldehydcyanhydrin in seine Bestandtheile zu zerlegen. Diese Zerlegung erfolgt durch den Zusatz von Alkalien oder durch die Einwirkung anderer Basen auf das Benzaldehydcyanhydrin. Die Bestimmung der Gesammtblausäure kann nach verschiedenen Verfahren erfolgen.

1. Gewichtsanalytische Bestimmung der Gesammtblausäure. Zur Zerlegung des Benzaldehydcyanhydrins eignet sich in diesem Falle am besten das Ammoniak. Da zahlreiche Versuche von J. Liebig[1]), S. Feldhaus[2]), G. Gregor[3]), C. Glücksmann[4]) u. A. ergeben haben, daß das Ammoniak sehr rasch zersetzend auf die Blausäure einwirkt, darf man diese beiden Stoffe nur kurze Zeit auf einander wirken lassen, womöglich nur so lange, daß die Zerlegung des Benzaldehydcyanhydrins eben gerade beendigt ist. Würde man hierauf die Mischung vor dem Zusatze von Silbernitratlösung mit Salpetersäure ansäuren, so liegt die Gefahr vor, daß sich in der nunmehr sauren Lösung ein Theil der Blausäure wieder mit Benzaldehyd verbindet. Um dies zu vermeiden, versetzt man den Kirschbranntwein mit Ammoniak, schüttelt um, setzt dann sofort einen Ueberschuß von Silbernitratlösung und nach abermaligem Umschütteln sofort Salpetersäure bis zur sauren Reaktion zu; dann fällt die gesammte Blausäure als Cyansilber aus. In Gegenwart von Silberlösung zerlegt das Ammoniak das Benzaldehydcyanhydrin augenblicklich; wahrscheinlich wirkt dabei das in Ammoniak gelöste Silberoxyd mit.

2. Titriren der Gesammtblausäure mit ammoniakalischer Kupferlösung. Dieses von C. Mohr[5]) angegebene Verfahren ist ohne Weiteres zur Bestimmung der Gesammtblausäure im Kirschbranntweine anwendbar. Wegen der zersetzenden Wirkung des Ammoniaks auf die Blausäure schlugen J. B. Oster[6]) und G. Gregor[3]) vor, die Blausäurelösung (also hier den Kirschbranntwein) in die ammoniakalische Kupferlösung fließen zu lassen, bis diese entfärbt ist. Wegen sonstiger Mängel dieses Verfahrens vergl. S. 65. Von J. Boussingault, F. Boudet, X. Rocques und E. Mohler wurde dasselbe zur Bestimmung der Blausäure im Kirschbranntweine angewandt (vergl. S. 74).

3. Titriren der Gesammtblausäure mit Silbernitratlösung in alkalischer Lösung. Das Liebig'sche Titrirverfahren giebt nach Versuchen von A. Souchay[7]), S. Feldhaus[2]), A. Kremel[8]), G. Gregor[3]), C. Weis[9]), C. Glücksmann[4]) u. A. bei der Untersuchung des Bittermandelwassers gute Ergebnisse und kann daher auch ohne Weiteres für die Bestimmung der Gesammtblausäure im Kirschbranntweine angewandt werden.

---

[1]) Annal. Chem. Pharm. 1855. **95.** 118.

[2] Arch. Pharm. 1863. **164.** 41; Zeitschr. analyt. Chemie 1864. **3.** 32.

[3]) Zeitschr. allg. österr. Apoth.-Vereins 1892. **30.** 472; 1893. **31.** 231, 256 und 279; Zeitschr. analyt. Chemie 1894. **33.** 30.

[4]) Pharm. Post 1894. **27.** 145, 171, 184, 206, 217, 273.

[5]) Annal. Chem. Pharm. 1855. **94.** 198.

[6]) Pharm. Centralh. 1872. **13.** 345.

[7]) Zeitschr. analyt. Chemie 1863. **2.** 173.

[8]) Pharm. Post 1886. **19.** 398.

[9]) Zeitschr. allgem. österr. Apoth.-Vereins 1893. **31.** 45, 344, 367 und 387.

4. Titriren der Gesammtblausäure nach dem Volhard'schen Restverfahren. Dieses auch für die Bestimmung der freien Blausäure verwendbare Verfahren kann zur Bestimmung der Gesammtblausäure dienen, wenn man vorher das Benzaldehydcyanhydrin in seine Bestandtheile zerlegt. Man bringt 3/4 Liter Kirschbranntwein in einen Liter-Meßkolben, fügt Ammoniak bis zur stark alkalischen Reaktion zu, schüttelt um, läßt dann sofort eine gemessene, überschüssige Menge 1/10-Normal-Silbernitratlösung zufließen, schüttelt wieder um und säuert dann sofort mit Salpetersäure an. Alsdann verfährt man nach der auf S. 63 angegebenen Vorschrift weiter. Nach G. Gregor[1]) ist dieses Verfahren sehr genau und für Bittermandelwasser (und daher auch für den Kirschbranntwein) allen anderen vorzuziehen.

5. Bestimmung der Gesammtblausäure nach H. C. Vielhaber[2]). Nach diesem sehr häufig angewandten Verfahren wird die zu untersuchende Flüssigkeit mit in Wasser aufgeschlemmtem Magnesiumoxydhydrat und 2 Tropfen Kaliumchromatlösung versetzt und mit 1/10-Normal-Silberlösung titrirt, bis der beim Einfließen der Silberlösung entstehende rothe Niederschlag von Silberchromat nicht mehr verschwindet; das tritt erst ein, wenn die gesammte Blausäure durch die Silberlösung in Cyansilber umgewandelt worden ist. Die Aufschlemmung von Magnesiumoxydhydrat wird erhalten, indem man die Lösung eines Magnesiumsalzes mit einer zur vollständigen Ausfüllung des Magnesiums nicht genügenden Menge Kaliumhydrat versetzt, den Niederschlag vollständig auswäscht und mit Wasser in ein verschließbares Gefäß spült.

Der bei diesem Verfahren sich abspielende chemische Vorgang ist erst neuerdings aufgeklärt worden. Anfänglich nahm man an, daß das Magnesiumhydrat das Benzaldehydcyanhydrin in seine Bestandtheile zerlege und daß die dabei freiwerdende Blausäure in Cyanmagnesium übergeführt werde, welches mit Silbernitratlösung unmittelbar titrirt werde könne. Dies ist indessen nicht der Fall; O. Linde[3]) und E. Utescher[4]) wiesen vielmehr nach, daß das aufgeschlemmte Magnesiumhydrat selbst beim Erwärmen und beim Zusatz eines großen Ueberschusses das Benzaldehydcyanhydrin nur langsam und unvollständig zersetzt. Bei Gegenwart von Silbernitrat tritt dagegen die Zerlegung augenblicklich ein. Das Magnesiumhydrat zersetzt das Silbernitrat vollständig unter Bildung von Silberoxyd, und dieses zerlegt dann das Benzaldehydcyanhydrin in seine Bestandtheile.

Das Verfahren von Vielhaber, das auch in der Pharmacopoea Germanica II. zur Bestimmung der gesammten Blausäure im Bittermandelwasser vorgeschrieben war, ist vielfach geprüft worden. E. Mylius[5]), H. Beckurts und A. Meyer[6]) sowie K. Thümmel[7]) stellten fest, daß es zweckmäßig ist, einen möglichst starken Ueberschuß von Magnesiumhydratbrei zu nehmen, da anderenfalls die Zersetzung des Benzaldehydcyanhydrins sehr träge und langsam verläuft und man das Gemisch vor dem Titriren längere Zeit stehen lassen muß. Nach E. Mylius sowie H. Beckurts und A. Meyer kann man den in der Pharm. Germ. II. angegebenen Magnesiumhydratbrei (Magnesium hydricum pultiforme) durch eine Verreibung von gebrannter Magnesia mit Wasser ersetzen, namentlich wenn diese einige Tage gestanden

---

1) Zeitschr. analyt. Chemie 1894. **33.** 30.
2) Arch. Pharm. [3]. 1878. **13.** 408.
3) Pharm. Centralh. 1887. **28.** 307.
4) Apoth.-Ztg. 1888 **3.** 48, 54 und 65.
5) Pharm. Centralh. 1882. **23.** 515.
6) Ebd. 1883. **24.** 323.
7) Arch. Pharm. [3]. 1884. **22.** 800.

hat. Dabei ist aber zu beachten, daß die gebrannte Magnesia des Handels meist chlorhaltig ist, also Chlormagnesium enthält, das mit Silbernitrat einen weißen Niederschlag von Chlorsilber giebt; C. Schacht[1]) hatte sogar eine schwefelhaltige, durch Magnesiumoxysulfid verunreinigte Magnesia in Händen, die mit Silberlösung einen schwarzen Niederschlag gab. W. Kubel[2]) ersetzte den Magnesiumhydratbrei durch eine alkalisch reagirende, überschüssiges Magnesiumhydrat suspendirt enthaltende Lösung von basisch-essigsaurer Magnesia; H. Beckurts[3]) und O. Linde[4]) bestätigten, daß die Kubel'sche Flüssigkeit das Benzaldehydcyanhydrin sofort zerlegt. E. Utescher[5]) setzte anstatt des Magnesiumhydratbreies Kaliumhydrat und darauf eine solche Menge Magnesiumsulfat zu der zu prüfenden Flüssigkeit, daß neben unverändertem Magnesiumsulfat zuletzt nur Kaliumsulfat und Magnesiumhydrat vorhanden waren; das Kaliumhydrat zersetzt das Benzaldehydcyanhydrin rascher als das Magnesiumhydrat. In ähnlicher Weise verfuhr Fels[6]), doch verwandte er statt des Kaliumhydrates Kalkwasser oder Barytwasser.

6. Titration der Gesammtblausäure mit Jodlösung. Dieses Verfahren (s. S. 63) wurde von E. Utescher[7]) für die Bestimmung der Gesammtblausäure im Bittermandelwasser empfohlen. Er zersetzte das Benzaldehydcyanhydrin, wie bei der vorher erwähnten Aenderung des Vielhaber'schen Verfahrens, durch Zusatz von Kaliumhydrat und Magnesiumsulfat, fügte Stärkekleister hinzu und titrirte mit $^{1}/_{10}$-Normal-Jodlösung. Durch den Benzaldehyd soll nach Utescher das Jod nicht gebunden werden.

Von den sechs im Vorstehenden genannten Verfahren zur Bestimmung der gesammten Blausäure sind einige für den Kirschbranntwein nicht geeignet. Der Anwendung des Jodverfahrens steht das Bedenken entgegen, daß die im Kirschbranntweine enthaltenen Aldehyde Jod aufnehmen nnd Jodlösung, wenn auch nur langsam, entfärben. Die Fehlerquellen des Kupferverfahrens sind bereits vorher (S. 65) erwähnt worden. Das Liebig'sche Titrirverfahren ist deshalb für Kirschbranntwein nicht recht geeignet, weil eine den Endpunkt der Titrirung vortäuschende Trübung auch durch die Ausscheidung gewisser Bestandtheile des Kirschbranntweines hervorgerufen werden kann, die in Wasser und sehr verdünntem Weingeiste unlöslich sind. Die anderen drei Verfahren, das gewichtsanalytische, das Volhard'sche und das Vielhaber'sche, können dagegen ohne Bedenken zur Bestimmung der Gesammtblausäure im Kirschbranntweine benutzt werden. Der Verfasser bediente sich des gewichtsanalytischen Verfahrens, das vorher beschrieben wurde.

Die mitgetheilten Verfahren zur Bestimmung der freien und der gesammten Blausäure sind zum Theil nicht anwendbar, wenn der Kirschbranntwein Chloride enthält. Dies kann vorkommen, wenn der Kirschbranntwein mit einem Chloride enthaltenden Wasser verdünnt wurde. In diesem Falle würden nur das Jodverfahren, das Kupfertitrirverfahren und das Liebig'sche Titrirverfahren zur Bestimmung der Gesammtblausäure in Frage kommen;

---

[1]) Pharm. Centralh. 1887. **28.** 239; vergl. auch E. Mylius, Pharm. Centralh. 1887. **28.** 245.
[2]) Arch. Pharm. [3]. 1886. **24.** 82.
[3]) Pharm. Centralh. 1887. **28.** 129.
[4]) Ebd. 1887. **28.** 307.
[5]) Apoth.-Ztg. 1887. **2.** 472.
[6]) Ebd. 1887. **2.** 444.
[7]) Ebd. 1888. **3.** 69.

aber diese sind aus den früher angeführten Gründen nicht empfehlenswerth. Bei den übrigen Verfahren wirken die Chloride in derselben Weise wie die Blausäure, so daß man von letzterer zu viel finden würde.

Wenn ein Kirschbranntwein Chloride enthält, kann man sich zur Bestimmung der freien und der gebundenen Blausäure des gewichtsanalytischen Verfahrens bedienen. Der dabei gewonnene weiße Niederschlag ist in diesem Falle ein Gemisch von Cyansilber und Chlorsilber; diese beiden Stoffe müssen dann noch von einander getrennt werden. Man kennt mehrere Verfahren zur Trennung von Cyansilber und Chlorsilber, die sich wohl bewährt haben und auch für die Untersuchung des Kirschbranntweines empfohlen werden können. Sie führen aber nur dann zu einem befriedigenden Ergebnisse, wenn eine nicht zu kleine Menge des Gemisches in Arbeit genommen wird. Da der Kirschbranntwein verhältnißmäßig nur wenig Blausäure enthält, muß man zur Ausführung dieser Trennung mehrere Liter Kirschbranntwein anwenden. So große Mengen Kirschbranntwein stehen aber meist nicht zur Verfügung. In diesem Falle gelangt man in folgender Weise zum Ziele.

Die Bestimmung der freien Blausäure erfolgt kolorimetrisch mit Guajaktinktur und Kupfersulfatlösung. Der Kirschbranntwein ist dabei so weit mit Wasser zu verdünnen, daß die blaue Guajak-Kupferprobe nur noch mäßig stark eintritt. Als Vergleichsflüssigkeit wird eine stark verdünnte Cyankaliumlösung benutzt, deren Cyangehalt gewichtsanalytisch festgestellt worden ist; vor der Ausführung der Guajak-Kupferprobe wird der Cyankaliumlösung eine Spur Essigsäure zugesetzt. Im Uebrigen verfährt man am besten in ähnlicher Weise, wie J. Neßler und M. Barth[1]) es beschrieben haben. Vergleichende Versuche ergaben, daß das kolorimetrische Verfahren mit Guajaktinktur und Kupfersulfat bei Anwesenheit kleiner Mengen Blausäure mit der Gewichtsanalyse gut übereinstimmende Ergebnisse liefert.

Die Bestimmung der Gesammtblausäure im Kirschbranntweine wird bei Anwesenheit von Chloriden durch Destillation ausgeführt. Da durch die flüchtigen Fettsäuren aus den Chloriden keine Salzsäure freigemacht wird, bleiben die Chloride bei der Destillation des Kirschbranntweines im Rückstande; die Blausäure destillirt dagegen vollständig über. Man leitet das Destillat unter Anwendung eines Liebig'schen Kühlers unmittelbar in eine verdünnte Silbernitratlösung. Das Cyansilber scheidet sich unter diesen Umständen sehr voluminös aus, während die Flüssigkeit im Uebrigen ganz klar bleibt und kein fein vertheiltes Cyansilber suspendirt enthält. Trotz ihres niedrigen Siedepunktes destillirt die Blausäure nur langsam über; erst wenn mehr als die Hälfte des Kirschbranntweines übergegangen ist, ist das später Ueberdestillirende frei von Blausäure. Man destillirt aus diesem Grunde reichlich $^3/_4$ des Kirschbranntweines ab. Unmittelbar an die Destillation kann sich die gewichtsanalytische Bestimmung des Cyansilbers schließen; da das Cyansilber sich stets gut zusammenballt, geht das Filtriren sehr leicht und glatt von Statten. Eines Zusatzes von Ammoniak und nachherigen Ansäuerns mit Salpetersäure bedarf es hierbei nicht; man stellte fest, daß bei dem Destillationsverfahren ohne Weiteres die gesammte Blausäure des Kirschbranntweines in Cyansilber übergeführt und bestimmt wird. Leitet man die Blausäuredämpfe in eine gemessene, überschüssige Menge $^1/_{10}$-Normal-Silbernitratlösung, so kann man zur Bestimmung der Gesammtblausäure auch eines der vorher angeführten Titrirverfahren anwenden.

---

[1]) Zeitschr. analyt. Chemie 1883. **22.** 38.

3. Untersuchungen über die Vergährung der Kirschen.

Gelegentlich der im nächsten Abschnitte besprochenen Untersuchungen über die Quelle der Blausäure im Kirschbranntweine stellte man eine Reihe von Gährversuchen mit verschiedenen Kirschenarten an. Da über die Zusammensetzung der vergohrenen Kirschmaischen und die Vergährung der Kirschen bis jetzt nur die wenigen Untersuchungen von J. Boussingault (S. 8) und W. Keim (S. 10) vorliegen, unternahm der Verfasser eine nähere Prüfung der süßen und der vergohrenen Kirschsäfte. Aus später zu erörternden Gründen wurden die Kirschen unter drei verschiedenen Bedingungen der Gährung überlassen: einen Theil ließ man ohne Steine gähren, einen anderen Theil mit den unverletzten Steinen und einen dritten Theil mit den zerstoßenen Steinen.

Die Gährversuche wurden in folgender Weise angestellt. Ein Theil der Kirschen wurde mit der Hand entsteint; das Fruchtfleisch wurde in Mörsern zerstampft und in eine Glasflasche gebracht. Ein zweiter Theil der Kirschen wurde ebenso behandelt, dem zerstampften Fruchtfleische wurden aber sämmtliche unverletzten Kirschsteine zugesetzt und das Gemenge umgerührt; in dem dritten Theile wurden dem zerstampften Fruchtfleiche sämmtliche in einem eisernen Mörser zerstoßenen Kirschsteine zugemischt. Die Gährflaschen wurden mit Korkstopfen verschlossen, durch welche je eine dünne Glasröhre führte. Die süßen Maischen überließ man in den Flaschen der Selbstgährung; der Inhalt der Flaschen wurde täglich dreimal umgeschüttelt. Nachdem die stürmische Gährung vollendet war, wurden die Flaschen mit Korkstopfen fest verschlossen und der Inhalt noch einer mehrwöchigen Nachgährung überlassen.

Zur Untersuchung verwandte man die von den festen Bestandtheilen befreite, klar filtrirte Maische. Zu deren Gewinnung wurde die vergohrene Maische zunächst durch Filtrirtücher gepreßt und dann durch Filtrirpapier klar filtrirt. In derselben Weise stellte man aus den frischen Kirschen den zur Untersuchung erforderlichen klaren, unveränderten Kirschsaft her.

Die klaren Maischen wurden auf ihren Gehalt an Extrakt, Zucker, nichtflüchtigen Säuren und Mineralbestandtheilen untersucht; außerdem stellte man ihr spezifisches Gewicht fest. In den vergohrenen Kirschmaischen bestimmte man ferner den Gehalt an flüchtigen Säuren, Alkohol und Blausäure; auch ermittelte man die Menge der Kirschsteine in den ursprünglichen Kirschen, indem man die Steine einer gewogenen Menge Kirschen durch Bürsten von dem Fruchtfleisch vollständig befreite, an der Luft oberflächlich trocknen ließ und wog. Bei der Untersuchung bediente man sich der in der Weinanalyse üblichen Verfahren (s. S. 45).

Folgende Kirschensorten wurden der Gährung unterworfen:

1. Hellrothe Herzkirschen, sogenannte rheinische Kirschen, die bekannte ziemlich früh reifende, halb weiß oder gelb, halb hellroth gefärbte große Kirschensorte mit weißem Fruchtfleisch.

2. Dunkelbraunrothe Knorpelkirschen, deren Fleisch fest an dem Steine sitzt und braunroth gefärbt ist.

3. Große schwarze Kirschen.

4. Merises, kleine, wilde, schwarze Waldkirschen (s. S. 13), von Herrn Professor Dr. Barth in Rufach dem Gesundheitsamte auf Wunsch freundlichst übersandt.

5. Fougerolles, eine hellrothe Abart der Merises, ebenfalls von Herrn Professor Dr. Barth dem Gesundheitsamte übermittelt.

6. Hellrothe saure Glaskirschen.

7. Schwarzrothe saure Kirschen, die eigentlichen, zuletzt auf dem Markte erscheinenden Sauerkirschen.

Die Untersuchung der Kirschsäfte und der daraus gewonnenen vergohrenen Kirschmaische hatte folgendes Ergebniß. (Die Blausäurezahlen sind hier nicht mit aufgeführt.)

Laufende Nr.	Bezeichnung	Spezifisches Gewicht der klaren Säfte $d\left(\frac{15^\circ}{15^\circ}C.\right)$	In 100 ccm der klaren Säfte waren enthalten: Extrakt g	Invertzucker g	Mineral-bestandtheile g	Nichtflüchtige Säuren, als Aepfelsäure berechnet g	Flüchtige Säuren, als Essigsäure berechnet g	Alkohol g
	1. Hellrothe Herzkirschen. 100 g von den Stielen befreite Kirschen enthielten 8,54 g Steine.							
1	Unvergohrener Kirschsaft	1,0705	18,17	13,808	0,637	0,890	—	—
2	Ohne Steine vergohren	1,0116	5,68	0,244	0,678	0,586	0,204	5,95
3	Mit den unverletzten Steinen vergohren	1,0145	6,22	0,401	0,656	0,454	0,109	5,83
4	Mit den zerquetschten Steinen vergohren	1,0137	6,13	0,260	0,726	0,486	0,200	5,89
	2. Braunrothe Knorpelkirschen. 100 g von den Stielen befreite Kirschen enthielten 6,12 g Steine.							
5	Unvergohrener Kirschsaft	1,1064	27,13	11,280	0,672	0,682	—	—
6	Ohne Steine vergohren	1,0185	8,71	0,411	0,699	0,555	0,079	8,84
7	Mit den unverletzten Steinen vergohren	1,0214	9,82	0,521	0,712	0,521	0,086	8,84
8	Mit den zerquetschten Steinen vergohren	1,0215	9,66	0,406	0,773	0,324	0,280	8,63
	3. Große schwarze Kirschen. 100 g von den Stielen befreite Kirschen enthielten 4,50 g Steine.							
9	Unvergohrener Kirschsaft	1,0909	23,87	9,780	0,641	0,581	—	—
10	Ohne Steine vergohren	1,0146	7,29	0,386	0,736	0,218	0,254	7,06
11	Mit den unverletzten Steinen vergohren	1,0187	8,03	0,369	0,755	0,373	0,224	6,93
12	Mit den zerquetschten Steinen vergohren	1,0200	8,36	0,346	0,756	0,377	0,293	6,59
	4. Merises. 100 g von den Stielen befreite Kirschen enthielten 18,27 g Steine.							
13	Unvergohrener Kirschsaft	1,0934	24,15	16,320	0,630	0,762	—	—
14	Ohne Steine vergohren	1,0205	8,17	0,645	0,846	0,502	0,049	6,73
15	Mit den unverletzten Steinen vergohren	1,0256	9,44	0,242	0,876	0,607	0,266	5,76
16	Mit den zerquetschten Steinen vergohren	1,0277	9,78	0,110	0,897	0,533	0,470	5,54
	5. Fougerolles. 100 g von den Stielen befreite Kirschen enthielten 23,30 g Steine.							
17	Unvergohrener Kirschsaft[1]	—	—	—	—	—	—	—
18	Ohne Steine vergohren	1,0405	15,56	0,752	1,788	0,536	0,081	6,12
19	Mit den unverletzten Steinen vergohren	1,0487	15,30	0,674	1,832	0,682	0,109	5,68
20	Mit den zerquetschten Steinen vergohren	1,0817	22,76	1,182	1,964	1,235	0,862	1,68
	6. Hellrothe saure Glaskirschen. 100 g von den Stielen befreite Kirschen enthielten 5,75 g Steine.							
21	Unvergohrener Kirschsaft	1,0520	13,34	6,092	0,604	1,490	—	—
22	Ohne Steine vergohren	1,0101	4,25	0,234	0,647	0,891	0,048	4,11
23	Mit den unverletzten Steinen vergohren	1,0088	3,88	0,230	0,668	0,538	0,055	3,69
24	Mit den zerquetschten Steinen vergohren	1,0090	3,97	0,185	0,670	0,541	0,085	3,75
	7. Schwarzrothe Sauerkirschen. 100 g von den Stielen befreite Kirschen enthielten 6,03 g Steine.							
25	Unvergohrener Kirschsaft	1,0703	17,83	7,668	0,619	1,844	—	—
26	Ohne Steine vergohren	1,0167	6,67	0,365	0,657	1,088	0,058	5,26
27	Mit den unverletzten Steinen vergohren	1,0152	5,96	0,357	0,671	0,709	0,073	4,95
28	Mit den zerquetschten Steinen vergohren	1,0132	5,62	0,283	0,678	0,602	0,067	4,95

[1]) Die Fougerolles waren zur Zeit der Untersuchung bereits überreif und gaben nur so wenig Saft, daß man im Interesse der Gährversuche von der Untersuchung des unvergohrenen Saftes Abstand nahm.

Der Verfasser hält sich nicht für berechtigt, auf Grund der vorstehenden, mehr beiläufig ausgeführten Untersuchungen ein abschließendes Urtheil über die Vergährung der Kirschen abzugeben. Einige Schlußfolgerungen lassen sich aus denselben indessen doch ziehen. Neben Invertzucker scheint ein Theil der Kirschen auch Rohrzucker zu enthalten. Die hellrothen Herzkirschen (Nr. 1), die allein darauf geprüft wurden, erwiesen sich zwar als frei von Rohrzucker. Die bei der Gährung entstandene Alkoholmenge zeigt aber an, daß die braunrothen Knorpelkirschen (Nr. 2), die großen schwarzen Kirschen (Nr. 3) und die beiden Sauerkirschensorten (Nr. 6 und 7) noch eine andere vergährbare, Kupferlösungen nicht reduzirende Zuckerart, ohne Zweifel Rohrzucker, enthalten.

Ein zahlenmäßiger Vergleich der unvergohrenen Kirschsäfte mit den vergohrenen ist nicht zulässig, weil die Gährung mit einem wesentlichen Gewichtsverluste der gährenden Masse verknüpft ist. Bemerkenswerth ist der hohe Extraktgehalt der vergohrenen Kirschmaischen. J. Boussingault (S. 9) fand in den vergohrenen Kirschmaischen noch beträchtliche Mengen reduzirenden Zucker und nahm in Folge dessen die Gegenwart einer unvergährbaren Glykose in den Kirschen an. Die vorstehenden Versuche bestätigen dies nicht; die in den vergohrenen Kirschmaischen gefundenen Zuckermengen sind durchweg nicht erheblich. Die Hauptmenge des Extraktes der vergohrenen Kirschmaischen machen Stoffe aus, die man, wie es scheint, noch nicht näher studirt hat. Unter denselben befindet sich ein dextrin- oder gummiartiger Stoff, den man durch Zusatz von viel Alkohol zu den vergohrenen Maischen als klebrige Masse ausfällen kann.

Auch der Gehalt der vergohrenen Kirschmaischen an Mineralbestandtheilen ist sehr groß. Die Säuren der Kirschen, die hauptsächlich aus Aepfelsäure bestehen, werden bei der Gährung zum Theil zerstört. Trotz des erheblichen Gewichtsverlustes der Kirschmaischen an flüchtigen Stoffen, in Folge dessen der prozentische Gehalt an nichtflüchtigen Stoffen, wie dies bei den Mineralbestandtheilen thatsächlich der Fall ist, größer werden müßte, und obgleich bei der Gährung noch eine neue nichtflüchtige Säure, die Bernsteinsäure, gebildet wird, enthalten die vergohrenen Kirschmaischen bedeutend weniger nichtflüchtige Säuren als die ursprünglichen Kirschsäfte. Eine Ausnahme machen nur die mit den zerstoßenen Steinen vergohrenen Fougerolles (Nr. 20), bei denen eine erheblich größere Menge nichtflüchtiger Säuren festgestellt wurde als bei den übrigen Kirschen. Die Gährung der Fougerolles in Gegenwart der zerstoßenen Steine war, wie auch der geringe Alkoholgehalt und die große Menge flüchtiger Säuren darthun, eine ganz abnorme. Ueberhaupt bieten die Fougerolles ein von den übrigen Kirschensorten abweichendes Gährungsbild dar; insbesondere ist der überaus hohe Extraktgehalt, der nur zu einem sehr kleinen Theil aus unvergohrenem Zucker besteht, bemerkenswerth. Ob diese Verhältnisse ganz allgemein für diese Kirschensorte maßgebend sind, oder ob sie nur eine Folge des Reifezustandes waren — die Fougerolles waren zur Zeit der Untersuchung bereits überreif —, vermag der Verfasser zur Zeit nicht zu entscheiden.

Die Menge der flüchtigen Säuren in den vergohrenen Kirschmaischen schwankt innerhalb ziemlich weiter Grenzen. Im Allgemeinen kann man sagen, daß die Kirschmaischen zur Essigbildung neigen. Die Trester sammeln sich zum Theil an der Oberfläche der Maischen, überragen diese und bieten der Luft eine große Oberfläche dar; der Alkohol wird dadurch zum Theil zu Essigsäure oxydirt. Die größte Menge flüchtiger Säuren enthalten in allen Fällen die Maischen, welche mit den zerstoßenen Steinen vergohren waren. Die Alkoholausbeute ist bei den einzelnen Kirschensorten ziemlich verschieden; sie ist in erster Linie von der Menge des vorhandenen gährungsfähigen Zuckers abhängig. Die Vergährung des Zuckers ist meist recht befriedigend; doch bleiben einige Zehntelprozente Zucker stets unvergohren. Den meisten Alkohol lieferten bei diesen Versuchen die Kirschen, wenn die Steine entfernt waren und das Fruchtfleisch allein gährte; die kleinste Menge Alkohol wurde gewonnen, wenn die Kirschsteine zerstoßen waren.

4. Ueber den Ursprung der Blausäure im Kirschbranntweine.

Bei der Frage nach der Quelle der Blausäure im Kirschbranntweine wird man zunächst an die Kirschsteine denken. Man weiß, daß die Samen der Kirschen Amygdalin enthalten, das leicht unter Wasseraufnahme in Blausäure, Benzaldehyd und Glykose zerfällt. Daß ein Kirschbranntwein nur aus dem Fruchtfleische der Kirschen nach Entfernung der Steine dargestellt würde, ist schon wegen der großen Schwierigkeit des völligen Entsteinens der Kirschen ausgeschlossen; zu einem solchen Verfahren liegt auch sonst keine Veranlassung vor. Ob bei der Darstellung des Kirschbranntweines die Kirschsteine zum Theil zerstoßen werden, ist nach der vorliegenden Literatur über diesen Gegenstand nicht mit Sicherheit zu entscheiden; in den verschiedenen Gegenden scheint man hier nicht gleichmäßig zu verfahren. Soviel steht jedenfalls fest, daß man dann, wenn ein sehr feines Erzeugniß erzielt werden soll, die Kirschsteine gar nicht oder nur in sehr geringem Umfange zerstößt. Auch sonst geschieht dies nur mit einem Theile der Steine, schon deshalb, weil das Zerdrücken aller Steine eine sehr mühsame Arbeit sein würde. In der von dem Verfasser untersuchten, im Reichslande hergestellten Kirschmaische konnte man unter den schier zahllosen Kirschsteinen nicht einen zerstoßenen bemerken.

Ein neues Licht auf den Ursprung der Blausäure im Kirschbranntweine wirft eine Beobachtung von J. Boussingault[1]). Boussingault ließ das zerquetschte Fruchtfleisch von Merises ohne Steine gähren und erhielt einen Kirschbranntwein von 31,9 Maßprozent Alkohol, der im Liter 110 mg Blausäure enthielt. Diese Mittheilung veranlaßte den Verfasser, die im vorhergehenden Abschnitte mitgetheilten Gährversuche in der dort beschriebenen Weise vorzunehmen, nämlich 1. das Fruchtfleisch der Kirschen allein ohne die Steine zu vergähren, 2. das Fruchtfleisch mit den unverletzten Steinen und 3. das Fruchtfleisch mit den zerstoßenen Steinen der Gährung zu überlassen. Bei den Versuchen mit dem reinen Fruchtfleisch wurde sorgfältig darauf geachtet, daß nicht ein einziger Stein in dem Fruchtbrei zurückblieb. Bei den übrigen Versuchen behielten die Kirschen ihre sämmtlichen Steine, und in der dritten Versuchsreihe wurden die Steine und auch die darin enthaltenen Samen möglichst vollständig zerstoßen. Die Maischen wurden nach der Gährung durch Tücher gepreßt und die trüben Säfte durch Papier klar filtrirt; neben den bereits vorher aufgeführten Bestandtheilen wurde der Gehalt der klaren Maischen an Blausäure bestimmt. Man destillirte zu dem Zwecke abgemessene oder abgewogene Mengen der Kirschmaischen ab und leitete das Destillat unmittelbar in verdünnte Silbernitratlösung, in welche der gebogene Ansatz des Kühlerrohres tauchte. Die überdestillirende Blausäure bildete in der Silberlösung einen voluminösen, weißen Niederschlag von Cyansilber, der, nachdem etwa 3/4 der Kirschmaische überdestillirt waren, auf einem Filter gesammelt und ausgewaschen wurde. Nach dem Trocknen wurde das Cyansilber durch Glühen

[1]) Annal. chim. phys. [4]. 1866. 8. 210.

in einem Porzellantiegel in metallisches Silber übergeführt und dieses gewogen. Die Untersuchungen hatten folgendes Ergebniß:

Lfde. Nr.	Bezeichnung der Kirschensorte	Umstände der Vergährung	Alkohol g im Liter	Blausäure mg im Liter	Blausäure auf 100 g Alkohol mg
1	Hellrothe Herzkirschen	Ohne Steine vergohren	59,5	0,7	1,2
2	Desgl.	Mit den unverletzten Steinen vergohren	58,3	6,6	11,3
3	Desgl.	Mit den zerquetschten Steinen vergohren	58,9	6,0	10,2
4	Braunrothe Knorpelkirschen	Ohne Steine vergohren	88,4	1,7	1,9
5	Desgl.	Mit den unverletzten Steinen vergohren	88,4	11,0	12,4
6	Desgl.	Mit den zerquetschten Steinen vergohren	86,3	9,2	10,7
7	Große schwarze Kirschen	Ohne Steine vergohren	70,6	1,4	2,0
8	Desgl.	Mit den unverletzten Steinen vergohren	69,3	7,9	11,4
9	Desgl.	Mit den zerquetschten Steinen vergohren	65,9	5,5	8,3
10	Merises	Ohne Steine vergohren	67,3	5,3	7,9
11	Desgl.	Mit den unverletzten Steinen vergohren	57,6	22,1	38,4
12	Desgl.	Mit den zerquetschten Steinen vergohren	55,4	21,3	38,4
13	Fougerolles	Ohne Steine vergohren	61,2	8,8	14,4
14	Desgl.	Mit den unverletzten Steinen vergohren	56,8	24,1	42,4
15	Desgl.	Mit den zerquetschten Steinen vergohren	16,8	29,7	176,8
16	Hellrothe saure Glaskirschen	Ohne Steine vergohren	41,1	3,4	8,3
17	Desgl.	Mit den unverletzten Steinen vergohren	36,9	10,9	29,5
18	Desgl.	Mit den zerquetschten Steinen vergohren	37,5	8,8	23,5
19	Schwarzrothe saure Kirschen	Ohne Steine vergohren	52,6	7,4	14,1
20	Desgl.	Mit den unverletzten Steinen vergohren	49,5	17,3	34,9
21	Desgl.	Mit den zerquetschten Steinen vergohren	49,5	15,4	31,1

Aus den Gährversuchen mit dem von den Steinen befreiten Fruchtfleisch ergiebt sich, daß diese Maischen ohne Ausnahme Blausäure, wenn auch zum Theil nur geringe Mengen, enthielten. Daraus folgt, daß in dem Fruchtfleische aller untersuchten Kirschensorten die Elemente der Blausäure enthalten sind. Man kann annehmen, daß in dem Fruchtfleische der Kirschen, ebenso wie in den Steinen, Amygdalin enthalten ist, welches bei der Gährung sich in Blausäure, Benzaldehyd und Glykose spaltet; diese Annahme ist indessen noch zu beweisen.

Eine weitere Folgerung aus diesen Versuchen ist die, daß jeder echte Kirschbranntwein Blausäure enthalten muß. Selbst wenn vor der Vergährung sämmtliche Kirschsteine entfernt würden und nur das Fruchtfleisch vergohren würde, erhielte man ein Blausäure enthaltendes Erzeugniß. Sobald daher ein sogenannter Kirschbranntwein keine Blausäure, sei es in freiem Zustande oder an Benzaldehyd gebunden enthält, so ist er mit Sicherheit ein Kunstprodukt. Der umgekehrte Schluß, daß jeder Blausäure enthaltende Kirschbranntwein echt sei, ist selbstverständlich nicht zulässig.

Nicht ohne Interesse ist die Betrachtung der letzten Spalte der vorstehenden Tafel. Man ersieht daraus, daß bei der Gährung der Kirschen mit den unverletzten Steinen fast bei allen Sorten mehr Blausäure in den Kirschbranntwein gelangt, als bei der Gährung der Kirschen mit den zerquetschten Steinen; eine Ausnahme machen nur die Fougerolles, die sich überhaupt bei der Gährung abnorm verhielten. Hiernach ist es im Hinblick auf einen reichlichen Gehalt des Kirschbranntweines an Blausäure zweckmäßig, die Kirschsteine **nicht** zu zerstoßen. In den Kreisen der Kirschbranntweinbrenner ist man vielfach der Ansicht, durch das Zerstampfen der Kirschsteine gelange mehr Blausäure in den Branntwein und dieser eigne sich besser zum Verschneiden. Wenn die Ergebnisse der im Kleinen angestellten Versuche ohne Weiteres auf den Großbetrieb angewendet werden dürfen, ist diese Ansicht unrichtig. Weiter glaubt man vielfach, daß die Alkoholausbeute beim Zerstoßen der Kirschsteine eine bessere sei; auch diese Annahme wird durch die vorstehenden Versuche (s. S. 88) widerlegt. Dazu kommt noch, daß das Zerstoßen der Kirschsteine den Geschmack des Erzeugnisses ungünstig beeinflussen soll und, wie vorher (S. 87) bereits angeführt wurde, die Essigbildung begünstigt. Alle diese Thatsachen lassen es vortheilhafter erscheinen, beim Einstampfen der Kirschen die Steine nicht zu verletzen.

5. Ist das Röse'sche Verfahren zur Bestimmung des Fuselöles auf den Kirschbranntwein anwendbar?

Während fast allgemein anerkannt ist, daß das Röse'sche Verfahren bei den gewöhnlichen Branntweinen einen geeigneten Ausdruck für den Gehalt derselben an „Fuselöl", d. h. im Wesentlichen an höheren Alkoholen, liefert, sind in neuerer Zeit Zweifel darüber laut geworden, ob dieses Verfahren auch auf die „feineren" Branntweine, wie Kognak, Rum, Arak, Kirschbranntwein u. s. w., in demselben Sinne anwendbar sei, d. h. ob bei den feineren Branntweinen ebenfalls die Volumvermehrung des Chloroforms ein Maß für den Gehalt derselben an höheren Alkoholen sei. Ueber diese Frage liegen bisher folgende Untersuchungen vor: bezüglich des Kognaks von B. Röse[1]), W. Fresenius[2]), M. Mansfeld[3]) und A. Scala[4]); bezüglich des Rums von W. Fresenius[2]) und A. Scala[4]); bezüglich des Araks von W. Fresenius[2]). Außerdem sind diese Verhältnisse Gegenstand eingehender Untersuchungen im Gesundheitsamte[5]) gewesen. Der Verfasser[6]) konnte auf Grund seiner Versuche die Frage nach der Anwendbarkeit des Röse'schen Verfahrens, wenigstens soweit der Kognak in Frage kommt, bejahend beantworten. Bei Rum und Arak liegen zwar noch einige dunkle Punkte vor, die der Erklärung bedürfen; man kann aber doch jetzt schon feststellen, daß auch bei diesen Branntweinarten die Volumvermehrung des Chloroforms ein hinreichend genauer Maßstab für den „Fuselölgehalt" derselben ist.

Ueber die Anwendbarkeit des Röse'schen Verfahrens zur Bestimmung des Fuselöles auf den Kirschbranntwein liegen nur Untersuchungen von W. Fresenius[2]) vor. Fresenius hat die von ihm gewonnenen Ergebnisse nicht näher erörtert, sondern sich mit der Angabe begnügt, daß die feineren Spirituosen bei der Untersuchung nach dem Röse'schen Verfahren sich im Allgemeinen wie reiner Weingeist verhalten. Fresenius führte die Berechnung der aus seinen Versuchen sich ergebenden Fuselölzahlen nicht aus, sondern gab nur die unmittelbar abgelesenen Volum-Vermehrungen bezw. -Verminderungen des Chloroforms an. Diese sind im Folgenden

---

[1]) Zeitschr. angew. Chemie 1888. 382.

[2]) Zeitschr. analyt. Chemie 1890. **29**. 283.

[3]) Zeitschr. allgem. österr. Apoth.-Vereins 1891. **45**. 21 und 41.

[4]) Bulletino della Reale Accademia Medica di Roma 1891. **17**. 207.

[5]) Arbeiten aus d. Kaiserl. Gesundheitsamte 1890. **6**. 335; 1891. **7**. 210 und 243.

[6]) Ebd. 1893. **8**. 271.

in bekannter Weise auf Volumprozente Fuselöl (unter Zugrundelegung von Amylalkohol) umgerechnet worden; die Volumverminderungen des Chloroforms sind als negative Volumprozente Fuselöl berechnet worden.

Lfde. Nr.	Bezeichnung	Alkohol Volumprozent	Fuselöl Volumprozent	Fuselöl, auf 100 Raumtheile wasserfreien Alkohol berechnet Volumprozent
1	1887 gebrannt	50,16	0,289	0,577
2	1887 gebrannt	52,63	— 0,163	— 0,310
3	1887 gebrannt aus schwarzen Kirschen	57,02	— 0,025	— 0,043
4	1885er und 1886er gemischt	50,52	0,180	0,357
5	1886 gebrannt aus theilweise rothen Kirschen	51,07	0,226	0,443
6	1885 gebrannt aus veredelten Kirschen	55,04	0,050	0,090
7	1887 gebrannt	49,96	0,045	0,090
8	1883 gebrannt aus schwarzen Kirschen	66,90	— 0,167	— 0,250
9	Nachlauf 1887er	26,31	0,117	0,443

Die Zahlen sind überraschend: einerseits ziemlich hohe Fuselölmengen, andererseits negative Zahlen. Eine befriedigende Erklärung dieser widersprechenden Ergebnisse konnte Fresenius nicht geben, da zur Zeit seiner Untersuchungen über die Zusammensetzung des Kirschbranntweines nur sehr wenig und über die hier in Frage kommenden Stoffe gar nichts bekannt war.

Dem Verfasser bot die in dem ersten Abschnitte mitgetheilte eingehende Untersuchung mehrerer Kirschbranntweine eine gute Gelegenheit, die Frage nach der Anwendbarkeit des Röse'schen Verfahrens der Fuselölbestimmung auf den Kirschbranntwein grundlegend zu beantworten. Die Zusammensetzung der drei Kirschbranntweine ist durch die im großen Maßstabe ausgeführte Untersuchung verhältnißmäßig genau festgestellt worden. Am meisten macht sich noch der Mangel bemerkbar, daß die höchstsiedenden, neutralen Bestandtheile des Kirschbranntweinnachlaufes nicht näher ermittelt werden konnten, denn diese Stoffe werden voraussichtlich an dem eigenartigen Geruche des Kirschbranntweines, wenn auch nur in geringem Maße, betheiligt sein. Für die Fuselölbestimmung im Kleinen sind jedoch diese Stoffe, die in Menge von $^1/_4$ bis höchstens $^1/_2$ g in 100 Litern Kirschbranntwein gefunden wurden, ganz bedeutungslos. Für die Beurtheilung der Anwendbarkeit des Röse'schen Verfahrens sind die Kirschbranntweinuntersuchungen des ersten Abschnittes mehr als hinreichend genau; denn für diese Zwecke sind nur die Stoffe von Belang, die in größerer Menge als 0,01 %, d. h. in Mengen von mehr als 10 g in 100 Litern Kirschbranntwein vorkommen.

Zur Beurtheilung des Röse'schen Verfahrens der Fuselölbestimmung wird im Folgenden in der Weise verfahren, daß berechnet wird, welche Volumvermehrung des Chloroforms die einzelnen Bestandtheile der Kirschbranntweine hervorrufen; andererseits wurden die Kirschbranntweine nach dem Röse'schen Verfahren untersucht und die Volumvermehrung des Chloroforms unmittelbar festgestellt. Der Vergleich der berechneten und der bei den Versuchen gefundenen Volumvermehrungen lehrt dann, ob das Verfahren anwendbar ist oder nicht.

Vor der Untersuchung der Branntweine nach dem Röse'schen Verfahren werden sie mit Kalilauge destillirt. Dabei wird eine große Zahl der Bestandtheile des Kirschbranntweines zerstört oder zurückgehalten und dadurch für die Fuselölbestimmung unschädlich gemacht. In das Destillat gelangen nur die höheren Alkohole (Normalpropylalkohol, Isobutylalkohol und Amylalkohol), die Aldehyde (Acetaldehyd, Benzaldehyd und Furfurol) und das Acetal; die höheren Alkohole bleiben dabei völlig unverändert, die Aldehyde und das Acetal werden zum Theil zersetzt und in andere Stoffe umgewandelt. Nach den Ergebnissen der im ersten Abschnitte mitgetheilten Untersuchungen sind in 100 ccm der drei Kirschbranntweine folgende Mengen der genannten Bestandtheile enthalten:

Bestandtheile	In 100 ccm Kirschbranntwein sind enthalten: Kirschbranntwein I g	Kirschbranntwein II g	Spätbrand g
Acetaldehyd	0,0046	0,0021	0,0040
Acetal	0,0016	0,0008	0,0016
Normaler Propylalkohol .	0,0038	0,0025	0,0027
Isobutylalkohol	0,0062	0,0035	0,0056
Amylalkohol	0,0258	0,0200	0,0334
Benzaldehyd	0,0124	0,0050	0,0147
Furfurol	0,0006	0,0007	0,0005

Nach der Destillation mit Kalilauge wird der Branntwein bis zu dem spezifischen Gewichte des 30volumprozentigen Weingeistes mit Wasser verdünnt. In den verdünnten Kirschbranntweinen sind folgende Mengen der genannten Bestandtheile enthalten:

Bestandtheile	In 100 ccm der verdünnten Kirschbranntweine sind enthalten: Kirschbranntwein I g	Kirschbranntwein II g	Spätbrand g
Acetaldehyd	0,0027	0,0011	0,0023
Acetal	0,0009	0,0004	0,0009
Normaler Propylalkohol .	0,0022	0,0014	0,0015
Isobutylalkohol	0,0036	0,0019	0,0032
Amylalkohol	0,0149	0,0109	0,0190
Benzaldehyd	0,0072	0,0027	0,0084
Furfurol	0,0003	0,0004	0,0003

Nunmehr werden die verdünnten Kirschbranntweine mit Chloroform geschüttelt. Die Volumvermehrungen, welche das Chloroform erleidet, wenn der Branntwein gewisse Bestandtheile enthält, sind für eine Anzahl Stoffe früher[1]) im Gesundheitsamte festgestellt worden. Darunter finden sich alle oben angeführten Stoffe mit Ausnahme des Benzaldehyds. Nach den im Gesundheitsamte ausgeführten Untersuchungen verursachen je 0,1 g der nachstehend genannten Stoffe nach der Destillation mit Kalilauge folgende Volumvermehrungen des Chloroforms: Acetal 0,060 ccm, Normalpropylalkohol 0,062 ccm, Isobutylalkohol 0,093 ccm, Amylalkohol 0,185 ccm, Furfurol 0,017 ccm; der Acetaldehyd ist bei Anwesenheit kleiner Mengen nach der Destillation mit Kalilauge ohne Einfluß auf das Chloroformvolumen.

Es erübrigt noch die Volumänderung des Chloroforms, die durch den Benzaldehyd hervorgerufen wird. Der Benzaldehyd wird bei der Destillation mit Kalilauge in Benzylalkohol und benzoësaures Kalium zerlegt:

$$2C_6H_5\text{-}CHO + KOH = C_6H_5\text{-}CH_2OH + C_6H_5\text{-}CO_2K.$$

Der Benzylalkohol destillirt über, das benzoësaure Kalium hinterbleibt im Rückstande. 1 g

[1]) Arbeiten aus d. Kaiserl. Gesundheitsamte 1888. 4. 154.

Benzaldehyd liefert dabei 0,51 g Benzylalkohol. In den mit Kalilauge destillirten, verdünnten Kirschbranntweinen, welche ohne die Behandlung mit Kali 0,0072 g, 0,0027 g und 0,0084 g Benzaldehyd enthielten, sind sonach in 100 ccm folgende Mengen Benzylalkohol enthalten: 0,0037 g im Kirschbranntweine I, 0,0014 g im Kirschbranntweine II und 0,0043 g im Spätbrande. Das Verhalten des Benzylalkohols bei dem Ausschütteln eines diesen Stoff enthaltenden Weingeistes mit Chloroform ist von dem Verfasser bisher noch nicht geprüft worden; dies wird noch geschehen und das Ergebniß bei Gelegenheit der Untersuchung des Zwetschenbranntweines mitgetheilt werden. Bei der Schwerlöslichkeit des Benzylalkohols in Wasser wird man nicht fehlgehen, wenn man annimmt, daß er das Chloroformvolumen ziemlich erheblich vermehrt. Da es bei den sehr kleinen Mengen, in denen sich der Benzylalkohol in den mit Kali behandelten Kirschbranntweinen finden kann, auf die genaue Zahl gar nicht ankommt (selbst ein Irrthum von 50 % ist ohne praktische Bedeutung), möge angenommen werden, daß er vollständig in das Chloroform übergeht und dessen Volumen um sein eigenes Volumen erhöht. Da das spezifische Gewicht des Benzylalkohols gleich 1,05 ist, so sind in 100 ccm enthalten: 0,0039 ccm Benzylalkohol in dem Kirschbranntwein I, 0,0015 ccm Benzylalkohol in dem Kirschbranntweine II und 0,0045 ccm Benzylalkohol in dem Spätbrande. Nach der vorher gemachten Annahme sind diese Zahlen gleichzeitig die Volumvermehrungen, welche das Chloroform durch den Gehalt der mit Kalilauge behandelten Kirschbranntweine an Benzylalkohol erleidet.

Nunmehr ist man im Stande, die Volumvermehrung des Chloroforms, welche bei dem Ausschütteln der mit Kalilauge destillirten Kirschbranntweine eintreten muß, zu berechnen. Die durch die einzelnen Bestandtheile der Kirschbranntweine hervorgerufenen Volumvermehrungen des Chloroforms sind in der folgenden Tafel zusammengestellt.

Bestandtheile	Volumvermehrungen des Chloroforms durch die nebenstehenden Stoffe: Kirschbranntwein I ccm	Kirschbranntwein II ccm	Spätbrand ccm
Acetaldehyd	0,0000	0,0000	0,0000
Acetal	0,0005	0,0002	0,0005
Normalpropylalkohol	0,0014	0,0009	0,0009
Isobutylalkohol	0,0034	0,0018	0,0030
Amylalkohol	0,0276	0,0202	0,0352
Benzaldehyd bezw. Benzylalkohol	0,0039	0,0015	0,0045
Furfurol	0,0001	0,0001	0,0000
Summen	0,0369	0,0247	0,0441.

Die Rechnung ergiebt somit, daß die Volumvermehrungen des Chloroforms beim Ausschütteln der Kirschbranntweine nach dem Röse'schen Verfahren 0,037 ccm bei dem Kirschbranntweine I, 0,025 ccm bei dem Kirschbranntweine II und 0,044 ccm bei dem Spätbrande betragen müssen. Diesen Volumvermehrungen des Chloroforms entsprechen folgende Fuselölmengen: 0,043 Volumprozent im Kirschbranntweine I, 0,031 Volumprozent im Kirschbranntweine II und 0,051 Volumprozent im Spätbrande.

Die drei Kirschbranntweine wurden, wie bereits erwähnt, nach dem Röse'schen Verfahren untersucht. Man bediente sich dabei des in 0,02 ccm getheilten Apparates [1]), an dem man

[1]) Arbeiten aus d. Kaiserl. Gesundheitsamte 1889. S. 391.

noch 0,01 ccm Volumvermehrung des Chloroforms ablesen kann. Auf die Feststellung des Chloroformvolumens für reinen Weingeist (besten Weinsprit von Kahlbaum) und die Einstellung der Branntweine auf das spezifische Gewicht des 30volumprozentigen Weingeistes wurde in Anbetracht der Wichtigkeit dieser Versuche ganz besondere Sorgfalt verwendet. Man ermittelte folgende Volumvermehrungen des Chloroforms: 0,04 ccm für den Kirschbranntwein I, 0,03 ccm für den Kirschbranntwein II und 0,05 ccm für den Spätbrand. Diesen Zahlen entsprechen folgende Fuselölmengen: 0,046 Volumprozent im Kirschbranntweine I, 0,037 Volumprozent im Kirschbranntweine II, 0,059 Volumprozent im Spätbrande. Man hat somit:

	Volumprozent Fuselöl		
	gefunden	berechnet	Unterschied
Kirschbranntwein I .	0,046	0,043	+ 0,003
Kirschbranntwein II .	0,037	0,031	+ 0,006
Spätbrand	0,059	0,051	+ 0,008

Die Uebereinstimmung der gefundenen und der berechneten Fuselölzahlen ist eine ausgezeichnete.

Aus diesen Versuchen und Berechnungen lassen sich folgende Schlußfolgerungen ziehen:

1. In dem Kirschbranntweine sind keine Stoffe enthalten, die bei der Untersuchung dieses Branntweines nach dem Röse'schen Verfahren einen dem „Fuselöle" entgegenwirkenden, volumvermindernden Einfluß auf das Chloroform ausüben. Selbst wenn Spuren eines ätherischen Oeles im Kirschbranntweine vorhanden sein sollten, was nicht bewiesen, aber immerhin wahrscheinlich ist, und wenn dieses ätherische Oel bei Anwesenheit größerer Mengen wirklich volumvermindernd auf das Chloroform einwirkte, wie dies für einige ätherische Oele festzustehen scheint[1]), würde dies doch bei der Untersuchung des Kirschbranntweines nicht bemerkbar sein, weil diese Volumenänderung weit außerhalb der meßbaren Grenzen liegen würde.

2. In dem Kirschbranntweine sind auch keine Stoffe enthalten, die in irgendwie erheblichem Maaße in demselben Sinne wie das „Fuselöl" volumvermehrend auf das Chloroform einwirken, wenn man nach der Vorschrift den Kirschbranntwein vor der Untersuchung mit Kalilauge destillirt. Die Bestandtheile des Kirschbranntweines würden zwar an sich das Chloroformvolumen sehr stark vermehren, sie werden aber durch die Kalilauge so umgewandelt, daß ihr Einfluß unmerkbar wird. Bei den drei untersuchten Kirschbranntweinen beträgt die durch die „Nichtfuselöle" hervorgerufene Volumvermehrung des Chloroforms nach der Berechnung nur 0,0018 bis 0,004 ccm, ist also nicht mehr bestimmbar.

3. Die nach dem Röse'schen Verfahren bestimmte Volumvermehrung des Chloroforms ist daher auch bei dem Kirschbranntweine ein geeignetes Maß für den Gehalt desselben an Fuselöl, d. h. an höheren Alkoholen. Die vorher mitgetheilten Zahlen lehren, daß der nach dem Röse'schen Verfahren bestimmte „Fuselölgehalt" des Kirschbranntweines mit seinem wirklichen Gehalte an höheren Alkoholen gut übereinstimmt.

4. Der Fuselölgehalt des Kirschbranntweines und in Folge dessen die beim Ausschütteln des Kirschbranntweines beobachtete Volumvermehrung des Chloroforms sind gering. Drei weitere von dem Verfasser untersuchte Kirschbranntweine ergaben Volumvermehrungen des

[1]) Vergl. A. Stutzer und O. Reitmair, Centralbl. allgem. Gesundheitspflege 1886. Ergänzungshefte Band 2. 191; J. Mayrhofer, Bericht über die 6. Versammlung der fr. Verein. bayer. Vertreter d. angew. Chemie. Berlin 1887 bei Julius Springer. S. 118; Eug. Sell, Arbeiten aus d. Kaiserl. Gesundheitsamte 1888. 4. 143; K. Windisch, ebendaselbst 1890. 6. 485.

Chloroforms von 0,03 ccm, 0,04 ccm und 0,03 ccm entsprechend einem Fuselölgehalte von 0,035 bezw. 0,044 bezw. 0,035 Volumprozent. Die Angabe von W. Fresenius[1]), daß die feineren Branntweine bei der Röse'schen Fuselölbestimmung sich im Allgemeinen wie reiner Weingeist verhalten, trifft für den Kirschbranntwein annähernd zu. Eine Erklärung der Fresenius'schen Zahlen (s. S. 91) vermag der Verfasser nicht zu geben; in der Zusammensetzung des Kirschbranntweines scheinen sie nicht begründet zu sein.

6. Ein allgemeines Verfahren zur Untersuchung des Kirschbranntweines.

Von der Mehrzahl der übrigen Branntweine (außer den sonstigen aus Steinobstarten hergestellten) unterscheidet sich der Kirschbranntwein durch seinen Gehalt an Blausäure, Benzaldehyd, Benzaldehydcyanhydrin und Benzoësäureestern (freie Benzoësäure scheint nur in Spuren vorhanden zu sein); die übrigen Bestandtheile des Kirschbranntweines finden sich auch in den anderen Branntweinen. Von den genannten Stoffen kann man bei der Untersuchung im Kleinen die freie Blausäure, den Benzaldehyd und das Benzaldehydcyanhydrin bestimmen. Die Menge des Benzaldehydcyanhydrins wird in der Weise festgestellt, daß man die gebundene Blausäure ermittelt; jedem Gramm gebundener Blausäure entsprechen 4,92 Gramm Benzaldehydcyanhydrin. Die Verfahren zur Bestimmung der freien und der gebundenen Blausäure sind bereits vorher (S. 80) beschrieben worden; betont sei noch, daß man zweckmäßig eine möglichst große Menge (mindestens 1 Liter) Kirschbranntwein in Arbeit nimmt, da der Blausäuregehalt desselben nicht groß ist. Der Verfasser bevorzugt zur Bestimmung der Gesammtblausäure das an anderer Stelle (S. 84) beschriebene Destillationsverfahren.

Zur Bestimmung des Benzaldehyds destillirt man 1 Liter Kirschbranntwein unter Anwendung eines gut wirkenden Rektifikationsaufsatzes, bis der Alkohol vollständig übergegangen ist. Den sauer reagirenden Destillationsrückstand neutralisirt man genau mit einer Sodalösung und schüttelt ihn wiederholt mit Aether aus. Die ätherische Lösung bringt man in ein Kölbchen und destillirt den Aether aus dem Wasserbade ab; die letzten Antheile Aether läßt man bei gewöhnlicher Temperatur zum größten Theile verdunsten. Der Verdunstungsrückstand besteht aus Wasser, auf dem ein gelbliches Oel schwimmt. Man bringt das Oel durch Zusatz von möglichst wenig Alkohol in Lösung und versetzt diese nach dem Erwärmen mit einigen Kubikcentimetern einer frisch bereiteten Lösung von 2 Gewichtstheilen salzsaurem Phenylhydrazin und 3 Gewichtstheilen krystallisirtem Natriumacetat in 20 Gewichtstheilen Wasser.[2]) Nach dem Erkalten treten die charakteristischen Krystallnadeln von Benzylidenphenylhydrazin auf. Man läßt die Mischung 12 Stunden bei möglichst niedriger Temperatur stehen, kühlt sie dann auf nahezu 0° ab, filtrirt die Flüssigkeit durch ein kleines gewogenes Filter, wäscht den Niederschlag auf dem Filter mit wenig stark verdünntem, eiskaltem Weingeiste und zuletzt mit wenig kaltem Aether aus, trocknet Filter und Niederschlag zunächst an der Luft, dann bei 100°, und wägt sie. a Gramm Benzylidenphenylhydrazin entsprechen 0,5406 · a Gramm Benzaldehyd. Man findet stets etwas zu wenig Benzaldehyd, da das Benzylidenphenylhydrazin in der Fällungs- und Waschflüssigkeit nicht ganz unlöslich ist. In gleicher Weise kann man schon in 25 bis 50 ccm Kirschbranntwein den Benzaldehyd qualitativ nachweisen. Ein ähnliches Verfahren wandten ganz neuerdings auch L. Cuniasse und

[1]) Zeitschr. analyt. Chemie 1890 **29**. 283.

[2]) E. Fischer, Ber. deutsch. chem. Gesellschaft 1884. **17**. 572.

S. de Raczkowski[1]) zur Bestimmung des Benzaldehyds im Kirschbranntweine und schon früher C. Denner[2]) zur Bestimmung des Benzaldehyds im Bittermandelwasser an. Denner bediente sich daneben auch eines maßanalytischen Verfahrens, indem er die Benzaldehydlösung mit einer überschüssigen Menge einer Phenylhydrazinlösung versetzte, deren Wirkungswerth gegenüber $^1/_{10}$=Normal=Jodlösung bekannt war, und den Ueberschuß an Phenylhydrazin mit $^1/_{10}$=Normal=Jodlösung zurücktitrirte.

Im Uebrigen kann die eingehende Untersuchung des Kirschbranntweines im Kleinen mit einigen Abänderungen nach dem früher[3]) von dem Verfasser beschriebenen allgemeinen Verfahren erfolgen. Für die Bestimmung der Ameisensäure ist nur das Quecksilberchloridverfahren (Wägen des durch Reduktion entstandenen Quecksilberchlorürs) in schwach essigsaurer Lösung anwendbar. Vor der Untersuchung auf Essigsäure und Buttersäure muß man die Ameisensäure und Blausäure durch Kochen mit der dort angegebenen Chromsäuremischung zerstören. Unter den mit Aether ausgeschüttelten „höheren Estersäuren", die bei den übrigen Branntweinen nur aus höheren Fettsäuren bestehen, befindet sich bei dem Kirschbranntweine auch die Benzoësäure.

Der Verfasser hat nach dem von ihm angegebenen allgemeinen Verfahren außer den im ersten Abschnitte aufgeführten Kirschbranntweinen noch drei andere untersucht, die in Berliner Geschäften aufgekauft worden waren. Die Ergebnisse dieser Untersuchung sind in dem nachstehenden Täfelchen zusammengestellt.

Laufende Nummer	Bezeichnung	Spezifisches Gewicht bei 15° C.	Alkohol	Essigsäure	Buttersäure	Essigäther	Buttersäureäther	Extrakt	Mineralbestandtheile	Kupfer	Gesammtblausäure	Freie Blausäure	Gebundene Blausäure	Benzaldehydcyanhydrin	Fuselöl
		$d\left(\frac{15^0}{15^0}C.\right)$	Gramm in 100 ccm							mg im Liter					Vol.=Proz.
1	Kirschwasser	0,9292	41,82	0,087	0,006	0,141	0,013	0,009	0,003	13,5	28,2	13,8	14,4	70,8	0,035
2	Kirschwasser aus Heilbronn	0,9347	39,64	0,040	0,003	0,088	0,005	0,011	0,002	12,2	26,7	17,0	9,7	47,7	0,044
3	Schwarzwälder Kirschwasser	0,9342	39,89	0,052	0,005	0,083	0,010	0,008	0,002	8,7	24,8	14,2	10,6	52,2	0,035

Das Benzaldehydcyanhydrin wurde aus der gebundenen Blausäure durch Multiplikation mit 4,92 berechnet. Zur Bestimmung der Ameisensäure, der in Wasser unlöslichen, durch Aether ausziehbaren Säuren und der Ester dieser Säuren reichten die zur Verfügung stehenden Mengen der Kirschbranntweine nicht aus. Benzaldehyd konnte in allen Proben deutlich nachgewiesen werden.

7. Ist es möglich, auf Grund der chemischem Untersuchung echten Kirschbranntwein von künstlich nachgemachtem zu unterscheiden?

a) Die Verfälschungen des Kirschbranntweines.

Der Kirschbranntwein steht im Preise erheblich höher als die gewöhnlichen, aus stärkemehlhaltigen Rohstoffen hergestellten Branntweine; es ist daher leicht verständlich, daß er sehr

[1]) Monit. scientif. [4]. 1894. **8**. 915.

[2]) Pharm. Centralh. 1887. **28**. 527.

[3]) Arbeiten aus dem Kaiserl. Gesundheitsamte 1893. **8**. 257.

häufig verfälscht oder nachgemacht wird. Mühlberg[1]) und nach diesem G. Brigel[2]) geben folgende Verfälschungsarten für den Kirschbranntwein an:

1. Man zerquetscht einen Theil der Steine der gährenden Kirschen und setzt der Maische Kirschstiele und Kirschlorbeerblätter zu; dadurch erhält man ein Destillat mit stärkerem „Steingeruche", d. h. einem höheren Gehalte an Blausäure und Bittermandelöl, das sich besonders gut zum „Strecken", d. h. zum Verschneiden mit anderem Branntweine eignet.

2. Man läßt zusammen mit den Kirschen Zwetschen gähren, oft mit Zusatz von zerquetschten Kirschsteinen.

3. Man destillirt Obstbranntwein (Aefel- oder Birnenbranntwein) mit Kirschen, zerquetschten Kirschsteinen und Kirschlorbeerblättern oder setzt dem Obstbranntweine Bittermandelöl oder Bittermandelwasser zu.

4. Man destillirt Wasser über zerquetschten Kirschsteinen und versetzt das Destillat mit Weingeist.

5. Weingeist wird mit Kirschen und zerquetschten Kirschsteinen destillirt.

6. Man läßt eine Zuckerlösung mit zerquetschten Kirschsteinen gähren und destillirt die vergohrene Masse ab.

7. Man versetzt Weingeist mit Blausäure und Bittermandelöl enthaltenden Flüssigkeiten, wie Bittermandelwasser, Kirschlorbeerwasser, Pfirsichkernessenz u. s. w.

Ein Verfahren zur „Umwandlung" von Zwetschenbranntwein in Kirschbranntwein glaubte Cadet-de-Vaux[3]) gefunden zu haben: er rektifizirte den Zwetschenbranntwein über Milch; er nahm an, daß die Käsebestandtheile der geronnenen Milch das „flüchtige Oel" des Zwetschenbranntweines an sich zögen. Nach F. Boudet[4]) wurde in Südfrankreich häufig künstlicher Kirschbranntwein durch Mischen von Kirschlorbeerwasser und Eau de marasques mit Weingeist hergestellt (s. S. 66); gegenwärtig wird, wie X. Rocques[5]) mittheilt, in Frankreich vielfach mit „Kernessenz" versetzter Reisspiritus als Kirschbranntwein verkauft. In der Schweiz[6]) soll der Kirschbranntwein fast ausnahmslos mit Kartoffelbranntwein oder Weingeist versetzt werden; die billigen Sorten bestehen aus 1 Theil Kirschbranntwein und 3 Theilen Weingeist. Vielfach scheint man einen ganz falschen Begriff von dem „echten" Kirschbranntweine zu haben. So findet man z. B. in der „Real-Encyklopädie der gesammten Pharmazie" folgenden Satz[8]): „Der „Kirsch" oder Kirschbranntwein wird dadurch erhalten, daß man Branntwein über mit Wasser zerstampften Kirschkernen destillirt, oder indem man den gegohrenen Saft der von den Stielen befreiten Kirschen mit den zerstoßenen Kernen (besonders von Prunus avium) der Destillation unterwirft". An einer anderen Stelle[7]) liest man ebendort: „Kirschbranntwein, ein unter Zusatz von zerquetschten Kirschkernen gebrannter Schnaps".

---

1) Schweiz. polytechn. Zeitschr. 1865. S. 44.
2) Neues Repert. Pharm. 1873. **22.** 297.
3) Dingler's polytechn. Journ. 1825. **16.** 59.
4) Journ. pharm. chim. [4]. 1865. **1.** 33.
5) Bull. soc. chim. [2]. 1887. **47.** 303.
6) Weinlaube 1891. **23.** 19.
7) Real-Encyklopädie der gesammten Pharmazie. Handwörterbuch für Apotheker, Aerzte und Medizinalbeamte. Herausgegeben von E. Geißler und J. Möller. Wien und Leipzig bei Urban und Schwarzenberg. 1887. **2.** 622.
8) Daselbst 1888. **5.** 684.

H. Reinsch[1]) gab folgende Vorschrift zur Darstellung von künstlichem Kirschbranntwein: „Man stoße eine Hand voll frischer Pfirsichblätter in einem Mörser zu einem feinen Brei, zerreibe diesen mit 4 Maß Wasser und lasse ihn zwei Tage lang in einem bedeckten steinernen Topfe stehen; hierauf setze man zwei Maß ganz reinen Weingeist von 94 Maßprozent zu, lasse die Flüssigkeit einen Tag lang gut bedeckt stehen, destillire hierauf $2^1/_2$ Maß über und setze dem Destillate noch soviel Wasser zu, daß es 60 Maßprozent Alkohol zeigt; es besitzt nun die gewöhnliche Stärke und genau denselben Geruch und Geschmack wie der echte Schweizer Kirsch." Nach X. Rocques[2]) verfährt man in Frankreich vielfach in der Weise, daß man 74 Liter Spiritus von 94 Maßprozent und 124 Liter Wasser mit 2 Liter Orangenblüthenwasser und 20 g Kernessenz mischt.

Künstliche Kirschbranntweine wurden von X. Rocques[3]) und E. Mohler[4]) untersucht. Ersterer fand unter 20 Kirschbranntweinen des Handels nur 2 echte; 4 Proben waren Verschnitte von echten Kirschbranntweinen mit Spiritus und 14 reine Kunstprodukte aus Reisspiritus und Kernessenz. Die künstlichen Kirschbranntweine hatten folgende mittlere Zusammensetzung: Alkohol 44 Maßprozent, Säuren eine Spur, Blausäure eine Spur und in vielen Fällen = 0; die meisten Proben gaben mit Guajaktinktur und Kupfersulfat keine Blaufärbung. Ein von E. Mohler untersuchter künstlicher Kirschbranntwein enthielt in 100 ccm: 34,6 g Alkohol, 0,080 g Extrakt, 0,0084 g Gesammtsäure, als Essigsäure berechnet, 0,0158 g Ester, als Essigäther berechnet, 0,0015 g Aldehyde, als Acetaldehyd berechnet, 0,0001 g Furfurol, 0,005 g höhere Alkohole, als Amylalkohol berechnet (nach Savalle's Verfahren bestimmt), 0,0002 g Ammoniak und Amide, als Ammoniak berechnet, und 0,00005 g Pyridinbasen und Alkaloïde, als Ammoniak berechnet; Blausäure war nicht vorhanden.

β) Verfahren zur Unterscheidung von echtem und verfälschtem Kirschbranntweine.

F. Boudet[5]) erklärte alle Kirschbranntweine für verfälscht, welche mehr als 10 mg Blausäure in 100 g enthalten (s. S. 66). Die Unrichtigkeit dieser Annahme ist augenfällig. Denn einerseits können sehr wohl unverfälschte Kirschbranntweine vorkommen, welche mehr als 10 mg Blausäure in 100 g enthalten; thatsächlich sind solche bereits von J. Boussingault[6]) und X. Rocques[7]) (s. S. 71 und 74) beobachtet worden. Andererseits giebt es sehr viele nachgemachte Kirschbranntweine, die einen geringeren Gehalt an Blausäure haben; die künstlichen Kirschbranntweine zeichnen sich im Gegentheile nach den Untersuchungen von X. Rocques[7]) und E. Mohler[8]) durch einen sehr geringen Blausäuregehalt oder gänzliches Fehlen dieses Stoffes aus.

Auch die „Identitätsreaktion" auf echten Kirschbranntwein von O. Desaga[9]) mit Guajaktinktur oder Guajakholz (s. S. 66) beruht auf einem Irrthum. Sie tritt nur dann ein, wenn der Kirschbranntwein gleichzeitig freie Blausäure und Kupfer enthält. Das Kupfer ist

[1]) Polytechn. Notizblatt 1869. S. 381.
[2]) Bull. soc. chim. [2]. 1888. **50.** 162.
[3]) Ebd. [2]. 1887. **47.** 303.
[4]) Compt. rend. 1891. **112.** 53.
[5]) Journ. pharm. chim. [4]. 1865. **1.** 33.
[6]) Annal. chim. phys. [4]. 1866. **8.** 210.
[7]) Bull. soc. chim. [2]. 1887. **47.** 303.
[8]) Compt. rend. 1891. **112.** 53.
[9]) Dingler's polytechn. Journ. 1867. **186.** 287.

gewissermaßen eine zufällige Verunreinigung des Kirschbranntweines, die von der Beschaffenheit der Destillirapparate abhängt. Man hat wiederholt echte kupferfreie Kirschbranntweine beobachtet, welche natürlich die Guajakprobe nicht geben konnten und daher als verfälscht hätten bezeichnet werden müssen. Andererseits ist nichts leichter als ein Kunstprodukt herzustellen, welches die Desaga'sche Guajakprobe aushält; man braucht demselben nur eine Blausäure enthaltende Flüssigkeit und etwas Kupferacetat zuzusetzen.

Von O. Desaga[1]) ist noch eine zweite Probe auf echten Kirschbranntwein angegeben worden. Man mischt den Kirschbranntwein in einem weithalsigen Fläschchen mit Olivenöl und läßt die Mischung unter häufigem Umschütteln 12 Stunden stehen; das oben schwimmende Oel wird dann vorsichtig abgehoben. Ist das Oel geruchlos, so ist der Kirschbranntwein echt, „denn das wesentlich flüchtige Element, welches sich durch die Destillation innig mit dem Produkt verbindet, trennt sich unter keinen Umständen von demselben". Unechter, durch einfaches Mischen hergestellter Kirschbranntwein giebt sein riechendes Prinzip an das Oel ab. Die Grundlage dieser Probe ist nicht verständlich; die mitgetheilte Erklärung für das Verhalten des echten Kirschbranntweines konnte nur zu einer Zeit gegeben werden, wo man über das „riechende Prinzip" des Kirschbranntweines noch völlig im Unklaren war. Es unterliegt keinem Zweifel, daß man durch Mischen der nöthigen Stoffe einen künstlichen Kirschbranntwein herstellen kann, der die Desaga'sche Oelprobe ebenso gut aushält, wie der echte Kirschbranntwein.

Ein weiteres Mittel zur Unterscheidung von echtem und künstlichem Kirschbranntweine glaubte man in dem frisch gefällten Quecksilberoxyd gefunden zu haben. Beim kräftigen Schütteln mit Quecksilberoxyd soll echter Kirschbranntwein sein Aroma fast ganz einbüßen, künstlicher dasselbe aber vollständig beibehalten. Auch diese Probe, welche, wie es scheint, auf den Nachweis von Nitrobenzol hinzielt, ist nach E. Schumacher-Kopp[2]) zur Unterscheidung von echtem und künstlichem Kirschbranntweine nicht geeignet.

Eine ganze Reihe von Unterscheidungsmerkmalen von echtem und künstlichem Kirschbranntweine hat X. Rocques[3]) angegeben (s. S. 70). Die Unterschiede in dem Verhalten des Destillationsrückstandes von echtem und künstlichem Kirschbranntweine können als bedeutungslos übergangen werden, da sie zu unsicher sind und man nicht weiß, worauf dieselben beruhen sollen. Wichtiger sind die Prüfungen, denen Rocques die Destillate der Kirschbranntweine unterwirft. Das Destillat des echten Kirschbranntweines soll sich beim Erhitzen mit konzentrirter Schwefelsäure gelb färben (wie eine verdünnte Eisenchloridlösung) und keine Fluorescenzerscheinung zeigen; mit einigen Tropfen verdünnter Kaliumpermanganatlösung versetzt, soll es eine schwache Reduktion bewirken. Das Destillat von künstlichem Kirschbranntweine blieb dagegen beim Erhitzen mit Schwefelsäure farblos oder färbte sich in einigen Fällen graurosa; mit Kaliumpermanganatlösung zeigte das Destillat meist keine Reduktionserscheinung. Später dehnte Rocques[4]) sein Verfahren noch weiter aus, indem er den Branntwein fraktionirt destillirte und die einzelnen Destillate mit Rosanilinbisulfit, Anilinacetat, konzentrirter Schwefelsäure, Kaliumpermanganatlösung und ammoniakalischer Silberlösung prüfte (s. S. 71).

Es läßt sich leicht zeigen, daß auch das Verfahren von X. Rocques zur sicheren

---

1) Dingler's polytechn. Journ. 1867. **186.** 287.

2) Chem.-Ztg. 1889. **13.** 466.

3) Bull. soc. chim. [2]. 1887. **47.** 303.

4) Ebd. [2]. 1888. **50.** 157.

Unterscheidung von echtem und künstlichem Kirschbranntweine nicht geeignet ist. Die Rocques'schen Proben laufen sämmtlich auf den Nachweis von Verunreinigungen des Branntweines (Nebenerzeugnissen der Gährung und Destillation) hinaus. Mit Rosanilinbisulfit (einer durch schweflige Säure entfärbten Fuchsinlösung) und mit ammoniakalischer Silbernitratlösung werden Aldehyde nachgewiesen; die Anilinacetatprobe ist für Furfurol, den Aldehyd der Brenzschleimsäure, kennzeichnend. Auch die Reduktion des Kaliumpermanganats wird hauptsächlich durch die Aldehyde hervorgerufen. Bei der Färbung der Destillate mit Schwefelsäure wirken viele Verunreinigungen mit; aber auch hier sind die Aldehyde in hohem Maaße betheiligt. Die Rocques'schen Proben sind somit zum Theil reine Aldehydreaktionen, zum Theil Reaktionen auf zahlreiche Vorlauf- und Nachlaufprodukte, bei denen ebenfalls die Aldehyde eine wichtige Rolle spielen. Von den Aldehyden kommen dabei nur der Acetaldehyd und das Furfurol in Betracht.

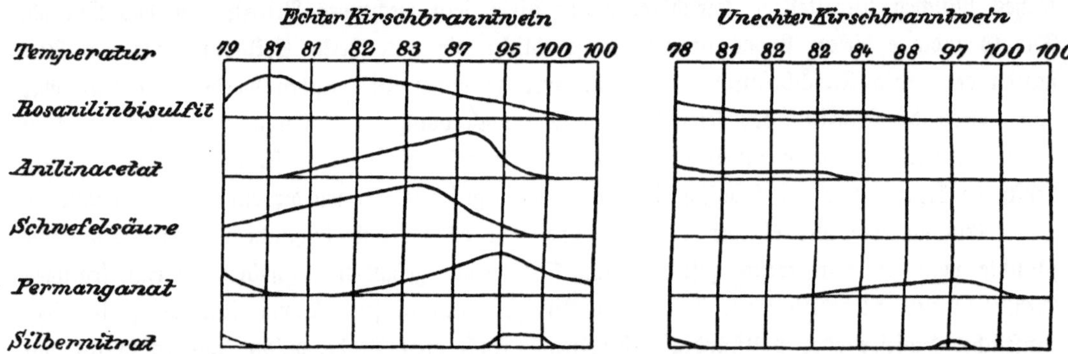

Die Rocques'schen Kurven für den echten Kirschbranntwein lehrt die Richtigkeit der vorstehenden Feststellungen. Die Reaktion mit Rosanilinbisulfit ist im Vorlauf am stärksten und nimmt in den späteren Destillationsantheilen immer mehr ab. Dies kommt daher, daß in den ersten Antheilen die größte Menge Aldehyd enthalten ist; da aber bei der Rocques'schen Arbeitsweise eine wirkliche Trennung der Bestandtheile nicht erzielt werden kann und auch nicht bezweckt wird, so findet sich auch noch in den späteren Antheilen Aldehyd, dessen Menge ganz allmählich abnimmt, weil seine Trennung von dem Alkohol nur langsam vor sich geht. Die Furfurolreaktion mit Anilinacetat tritt am stärksten im Nachlaufe auf, weil das Furfurol sich größtentheils erst in den späteren Destillationsantheilen findet; es geht bei der einfachen Destillation aber auch in kleinen Mengen schon vorher über, und da die Furfurolreaktion mit Anilinacetat sehr scharf ist und schon kleine Mengen Furfurol anzeigt, steigt die Kurve ganz allmählich an. Die Schwefelsäurereaktion setzt schon in dem ersten Vorlauf kräftig ein, wird rasch stärker und nimmt gegen Ende wieder etwas ab. Bei der Rocques'schen Arbeitsweise ist kein Destillationsantheil reiner Alkohol; zuerst gehen die Vorlaufprodukte, dann die Nachlaufbestandtheile über und diese werden fast alle durch Schwefelsäure gefärbt.

Besonders charakteristisch sind die beiden Kurven für die Aldehydreaktionen mit Kaliumpermanganatlösung und ammoniakalischer Silbernitratlösung. Diese Proben, insbesondere die Silbernitratprobe, sind verhältnißmäßig wenig empfindlich. Sie treten daher nur in dem ersten Destillationsantheil auf, welcher die Hauptmenge des Acetaldehydes enthält. In den folgenden Antheilen verschwinden sie vollständig und treten erst in den letzten Antheilen, welche größere Mengen Furfurol enthalten, wieder auf.

Wesentlich anders verlaufen die Kurven bei dem künstlichen Kirschbranntweine. Die Aldehydreaktion mit Rosanilinbisulfit tritt nur ganz schwach und allmählich verlaufend auf. Die Furfurolreaktion mit Anilinacetat versagt ganz und die Schwefelsäurereaktion zeigt nur kleine Mengen Vorlaufprodukte an. Die Reaktion mit Kaliumpermanganat tritt nur in den späteren Destillationsantheilen schwach ein und die Silbernitratprobe im Vorlaufe und Nachlaufe nur spurenweise.

So interessant und anschaulich die Darstellung der Rocques'schen Versuche ist, so unrichtig ist der Schluß, den er aus denselben zieht: Rocques ist nämlich der Ansicht, daß der Verlauf der Kurven sowohl für den echten als auch für den künstlichen Kirschbranntwein charakteristisch sei. Daß dies für den echten Kirschbranntwein nicht richtig ist, ergiebt sich aus Folgendem. Durch die Rocques'schen Proben werden in erster Linie Aldehyde angezeigt; gerade diese Körperklasse kommt aber in den Branntweinen in sehr wechselnden Mengen vor, denn die Bildung der Aldehyde ist gewissermaßen von Zufällen abhängig. Der Acetaldehyd entsteht, wie man wohl annehmen darf, durch Oxydation des Aethylalkohols; wie nun der Gehalt der Kirschbranntweine an Essigsäure und Essigäther, die ebenfalls Oxydationsprodukte des Alkohols sind, innerhalb weiter Grenzen schwankt, so ist auch der Aldehydgehalt je nach den Verhältnissen der Gährung u. s. w. ein sehr verschiedener. Das Furfurol, der im Nachlaufe sich findende Aldehyd, entsteht nach L. Lindet[1]) nicht bei der Gährung, sondern bei der Destillation der Branntweine. Da nun bei den mangelhaften und ursprünglichen Einrichtungen vieler Kirschbranntwein-Brennereien die Art und der Verlauf der Destillation sehr mannigfaltig sind, schwankt der Furfurolgehalt der Destillate ganz beträchtlich. Aus diesen Gründen können Kirschbranntweine aus verschiedenen Brennereien und sogar aus derselben Brennerei ganz verschieden starke Reaktionen geben und sehr abweichende Kurven liefern; nur in ganz seltenen Fällen werden die Kurven ganz gleichartig ausfallen. Aus den graphischen Darstellungen von Rocques ersieht man übrigens, daß der Charakter der Kurven bei allen „natürlichen" Branntweinen (Kognak, Trester-, Aepfelweinbranntwein, Rum, Kirschbranntwein und Whiskey) ziemlich ähnlich ist. Dieses Verhalten ist leicht verständlich, weil alle diese ungereinigten Branntweine im Vor- und Nachlaufe Stoffe enthalten, welche die Rocques'schen Reaktionen geben; nur ihre Menge schwankt, und zwar oft bei Branntweinen derselben Art mehr als bei verschiedenen Branntweinen verschiedener Abstammung.

Noch viel weniger Berechtigung hat die Rocques'sche Annahme, die Kurven für künstlichen Kirschbranntwein hätten stets den gleichen Verlauf. Hier kommt es doch ganz darauf an, welche Art von Branntwein (Spiritus) bei der Herstellung des Kunstproduktes benutzt wurde. Nach den Untersuchungen von Rocques und Mohler verwendet man in Frankreich hierzu gewöhnlich gereinigten Spiritus (meist aus Reis). In Folge dessen geben diese künstlichen Kirschbranntweine die Rocques'schen Reaktionen nur schwach und die Kurven treten aus den Abszissen nur ganz wenig hervor. Nicht allein zur Herstellung des künstlichen Kirschbranntweines, sondern auch aller übrigen künstlichen Branntweine verwendet man in Frankreich gereinigten Branntwein; daher zeigen auch alle für künstliche Branntweine von Rocques gezeichneten Kurven denselben Verlauf und sind sich außerordentlich ähnlich.

Ganz anders werden sich künstliche Kirschbranntweine verhalten, die aus rohen oder nur ungenügend gereinigten Branntweinen (z. B. aus Kartoffeln und dergl.) hergestellt sind.

---

[1]) Compt. rend. 1890. 111. 236.

Diese geben die Rocques'schen Reaktionen stark und liefern Kurven, welche denen der echten „natürlichen" Branntweine ähnlich verlaufen. Dasselbe Ziel erreicht der Fälscher durch Zusatz geringer Mengen von Stoffen, welche die Rocques'schen geben, zu den aus gereinigten Branntweinen hergestellten Kunstprodukten. Das Rocques'sche Prüfungsverfahren, welches hier deshalb so eingehend erörtert wurde, weil ihm von verschiedenen Seiten eine gewisse Bedeutung zugeschrieben wurde, ist somit zur sicheren Unterscheidung von echtem und nachgemachtem Kirschbranntweine nicht geeignet; dasselbe gilt auch für alle übrigen Branntweinarten.

Gestatten die vorstehend aufgeführten Verfahren auch nicht mit Sicherheit die Erkennung von künstlichem Kirschbranntweine, so steht die chemische Untersuchung den Fälschungen doch nicht ganz machtlos gegenüber. In einem früheren Abschnitte (S. 89) wurde nachgewiesen, daß jeder Kirschbranntwein Blausäure enthalten muß, selbst wenn er ausschließlich aus dem von den Steinen befreiten Fruchtfleische hergestellt sein sollte. Thatsächlich wurde in allen Fällen, wo echte Kirschbranntweine daraufhin geprüft wurden, Blausäure festgestellt. Nur zwei Mittheilungen scheinen dieser Thatsache zu widersprechen. A. Maier[1]) gab an, daß guter Kirschbranntwein, bei dessen Herstellung die Kirschsteine **nicht** zerquetscht worden seien, mit Guajaktinktur und Kupfersulfat keine Reaktion gebe; auch E. Schumacher-Kopp[2]) hat dieselbe Beobachtung gemacht und K. Birnbaum[3]) untersuchte mehrere echte Kirschbranntweine, welche die Guajak-Kupferprobe „kaum" gaben. Es wäre aber irrig, aus diesen Angaben schließen zu wollen, daß die Kirschbranntweine keine Blausäure enthalten hätten. Das Versagen der Guajak-Kupferprobe zeigt nur an, daß die Kirschbranntweine keine **freie** Blausäure enthielten; an **Benzaldehyd gebundene** Blausäure können sie sehr wohl enthalten haben, und es ist mit Sicherheit anzunehmen, daß dieselbe wirklich vorhanden war. Dem Verfasser ist bei den wenigen Kirschbranntweinen, die er untersuchte, keine Probe ohne freie Blausäure vorgekommen; der Annahme, daß es solche giebt, steht aber theoretisch nichts im Wege. Bei dem Zwetschenbranntweine, wo ganz ähnliche Verhältnisse wie bei dem Kirschbranntweine vorliegen, findet man thatsächlich Proben, deren gesammte Blausäure an Benzaldehyd gebunden ist; dem Verfasser liegt eine solche vor, welche keine Spur freie, aber reichlich gebundene Blausäure enthält.

Ein Kirschbranntwein, der weder freie noch gebundene Blausäure enthält, ist demnach mit Sicherheit ein Kunstprodukt. Solche grobe Fälschungen kommen öfter vor, als man erwarten sollte. X. Rocques[4]) und E. Mohler[5]) haben derartige künstliche Kirschbranntweine beobachtet. Auch der Verfasser hat einen solchen, der aus einem Berliner Delikatessengeschäfte als echter Kirschbranntwein bezogen worden war, untersucht. Derselbe hatte das spezifische Gewicht $d\left(\frac{15^0}{15^0}\,C.\right) = 0{,}9425$; in 100 ccm waren enthalten: 36,34 g Alkohol, 0,019 g Essigsäure, 0,024 g Essigäther. Der Fuselölgehalt, nach Röse's Verfahren bestimmt, betrug 0,108 Volumprozent; Blausäure in freiem und gebundenem Zustande und Kupfer fehlten gänzlich. Zu weiteren Bestimmungen reichte die zur Verfügung stehende Menge des Branntweines nicht aus. Beim Verdampfen des Branntweines machte sich ein deutlicher

[1]) Pharm. Ztg. 1882. **27.** 274.

[2]) Chem.-Ztg. 1889. **13.** 466.

[3]) K. Birnbaum, Die Prüfung der Nahrungsmittel und Gebrauchsgegenstände im Großherzogthum Baden. Stuttgart 1883. S. 96.

[4]) Bull. soc. chim. [2]. 1877. **47.** 303.

[5]) Compt. rend. 1891. **112.** 53.

Geruch nach Bittermandelöl bemerkbar; es gelang aber nicht, in 50 ccm des Branntweines Benzaldehyd durch die Phenylhydrazinprobe nachzuweisen.

Auch Benzaldehyd oder Benzoësäureester müssen sich in jedem echten Kirschbranntweine finden. Da der Nachweis des Benzaldehyds leicht zu führen ist (s. S. 95), sollte man bei der Untersuchung von Kirschbranntweinen niemals die Prüfung auf Benzaldehyd unterlassen. Die Benzaldehydprobe mit Phenylhydrazin ist jedoch viel weniger empfindlich als die Blausäureproben.

Viel schwieriger sind solche künstlichen Kirschbranntweine zu erkennen, bei deren Herstellung Blausäure und Bittermandelöl enthaltende Flüssigkeiten, wie Bittermandelwasser, Kirschlorbeerwasser u. s. w., verwendet wurden. Hier kann oft eine eingehende Untersuchung des Branntweines zur Erkennung einer Verfälschung dienen. Soweit die bisher gemachten Erfahrungen reichen, sind die Kirschbranntweine verhältnißmäßig reich an freien Säuren und Estern, aber arm an Fuselöl (höheren Alkoholen). Ist ein künstlicher Kirschbranntwein mit Hülfe von gereinigtem Spiritus (Feinsprit) dargestellt, so ist sein Gehalt an Estern und Fuselöl gleich Null oder sehr gering (Feinsprit wird wohl meist bei der Herstellung der künstlichen feineren Branntweine verwendet, weil damit ein feineres Produkt erzielt wird). Die Rohbranntweine dagegen, welche zur Herstellung künstlicher Kirschbranntweine in Frage kommen, enthalten verhältnißmäßig wenig freie Säuren und Ester, aber viel Fuselöl. In beiden Fällen läßt sich mitunter eine Verfälschung des Kirschbranntweines erkennen; bei Verwendung von Feinsprit deutet der geringe oder ganz fehlende Säure- und Estergehalt und bei Verwendung von Rohbranntweinen der hohe Fuselölgehalt darauf hin, daß der Kirschbranntwein nicht echt ist. Es läßt sich freilich nicht leugnen, daß die bis jetzt vorliegenden Untersuchungen von echten Kirschbranntweinen noch nicht ausreichen, um derartige Verfälschungen stets mit Sicherheit festzustellen; man kennt die Grenzen, innerhalb welcher der Gehalt der echten Kirschbranntweine an freien Säuren, Estern und insbesondere an Fuselöl schwankt, noch nicht genügend, um hierauf ein Verfahren zur Erkennung von künstlichem Kirschbranntweine zu gründen.

Einer ganzen Anzahl anderer Verfälschungsarten des Kirschbranntweines steht die chemische Untersuchung machtlos gegenüber. Dazu gehört namentlich der Verschnitt vom echtem Kirschbranntweine mit Feinsprit oder anderem Branntweine und der Zusatz von Zuckerlösungen zu den gährenden Kirschmaischen. Hier wird auch die Geruch- und Geschmackprobe des geübten Sachkenners, die sonst bei der Beurtheilung der Echtheit des Kirschbranntweines gute Erfolge aufzuweisen hat, meist ergebnißlos verlaufen. Daß auch die reinen Kunsterzeugnisse des „rationellen“ Fälschers, der sich die Fortschritte der wissenschaftlichen Forschung zu Nutze macht, durch die chemische Untersuchung nicht von echtem Kirschbranntweine unterschieden werden können, bedarf kaum der Erwähnung. Der Verfasser zweifelt nicht daran, daß man durch Zusatz der geeigneten Stoffe zu reinem Weingeiste und längeres Lagern des gewonnenen Erzeugnisses einen künstlichen Kirschbranntwein herstellen kann, der nicht allein der chemischen Untersuchung, sondern auch der Geruch- und Geschmackprobe des Sachkenners standhält.

Schließlich möge noch darauf hingewiesen werden, daß man bei der Untersuchung der Kirschbranntweine des Handels noch auf eine andere Verfälschung zu achten hat, nämlich auf den Ersatz des Bittermandelöles bei der Herstellung der künstlichen Kirschbranntweine durch das ähnlich riechende Nitrobenzol oder Mirbanöl. Die Verfahren zum Nachweise dieses Stoffes wird der Verfasser in einer später erscheinenden Abhandlung über Zwetschenbranntwein erörtern.

Ergebnisse früherer Untersuchungen über Kirschbranntwein.[1]

Lfde. Nummer	Bezeichnung und Herkunft	Spezif. Gewicht[2]) bei 15° C.	Alkohol	Kalk (CaO)	Kupfer (metall.)	Freie Säure, als Essigsäure berechnet	Blausäure	Analytiker
			Gramm in 100 g Kirschbranntwein					
1	Kirschbranntwein, Typus guter Qualität	0,9347	42,5	—	—	—	0,004	F. Boudet[3])
2	Handelswaare aus Paris . .	0,9385	40,6	—	—	—	0,005	
3	" " " . .	0,9367	41,5	—	—	—	0,003	
4	" " " . .	0,9421	38,8	—	—	—	0,003	
5	1864er von Fougerolles . .	0,9385	40,6	—	—	—	0,007	
6	Von Boussingault in Liebfrauenburg bereitet . . .	0,9307	44,4	—	—	—	0,010	
7	Kirschbranntweine von der Ausstellung in Kappel-Rodeck im Jahre 1882	0,9328	43,4	0,0011	unter 0,0002	0,043	0,0006	J. Neßler und M. Barth[4])
8		0,9288	45,3	0,0001	unter 0,0002	0,043	0,0004	
9		0,9238	47,6	0,0002	0,0007	0,043	0,0008	
10		0,9195	49,6	0,0001	0,0002	0,065	0,0004	
11		0,9347	42,5	0,0009	0,0005	0,096	0,0003	
12		0,9301	44,7	0,0008	unter 0,0002	0,054	0,0003	
13		0,9307	44,4	0,0011	0,0002	0,065	0,0003	
14		0,9288	45,3	0,0009	0,0002	0,065	0,0005	
15		0,9307	44,4	0,0009	unter 0,0002	0,065	0,0005	
16		0,9261	46,6	0,0001	0,0006	0,108	0,0003	
17		0,9235	47,8	0,0003	0,0007	0,043	0,0003	
18		0,9365	41,6	0,0001	unter 0,0002	0,043	0,0004	
19		0,9316	44,0	0,0003	0,0002	0,054	0,0004	
20		0,9334	43,1	0,0002	unter 0,0002	0,193	0,0004	
21	Kirschbranntweine von der Ausstellung in Oberkirch im Jahre 1882	0,9351	42,3	0,0004	0,0003	0,065	0,0011	
22		0,9320	48,0	0,0003	0,0002	0,032	0,0009	
23		0,9379	40,9	0,0002	0,0005	0,054	0,0005	
24		0,9286	45,4	0,0002	0,0008	0,043	0,0006	
25		0,9297	44,9	0,0002	unter 0,0002	0,054	0,0011	
26		0,9302	44,7	0,0003	Spur	0,043	0,0016	
27		0,9324	43,6	0,0002	geringe Spur	0,054	0,0013	
28		0,9305	44,5	0,0004	0,0003	0,054	0,0013	
29		0,9278	45,8	0,0004	0,0009	0,086	0,0011	
30		0,9399	39,9	0,0003	0,0010	0,086	0,0002	
31		0,9245	47,3	Spur	0	0,043	0,0009	
32		0,9357	42,0	Spur	0,0006	0,065	0,0011	
33		0,9280	45,7	Spur	0,0003	0,043	0,0011	
34		0,9314	44,1	Spur	0,0005	0,043	0,0011	
35		0,9332	43,2	0,0001	0,0006	0,032	0,0011	
36		0,9276	45,9	0,0003	0,0005	0,032	0,0013	
37		0,9332	43,2	0,0001	0,0002	0,086	0,0016	
38		0,9286	45,4	Spur	0,0008	0,043	0,0018	
39		0,9286	45,4	0,0001	0,0006	0,032	0,0011	
40		0,9341	42,8	0,0003	0,0002	0,032	0,0011	
41		0,9261	46,6	0,0002	0,0008	0,076	0,0016	
42		0,9290	45,2	0,0001	unter 0,0002	0,065	0,0016	
43		0,9263	46,5	Spur	0,0005	0,076	0,0009	
44		0,9243	47,4	Spur	0,0002	0,076	0,0013	
45		0,9299	44,8	Spur	0,0006	0,054	0,0011	
46		0,9341	42,8	Spur	0,0006	0,054	0,0011	
47		0,9267	46,3	0,0003	0,0005	0,119	0,0013	

[1]) Die Ergebnisse sind auf Gewichtsprozente umgerechnet worden.

[2]) Die spezifischen Gewichte sind in den Originalabhandlungen, mit Ausnahme der Fresenius'schen, nicht angegeben; sie wurden aus den Alkoholgehalten abgeleitet.

[3]) Journ. pharm. chim. [4]. 1865. 1. 33.

[4]) Zeitschr. analyt. Chemie 1883. 22. 33.

Lfde. Nummer	Bezeichnung und Herkunft	Spezif. Gewicht bei 15° C.	Alkohol	Extrakt	Mineral-bestandtheile	Kalk (CaO)	Freie Säure, als Essigsäure berechnet	Blausäure	Analytiker
			Gramm in 100 g Kirschbranntwein					Reaktion	
48	Badische Kirschbranntweine	0,9343	42,7	0,0203	0,0091	0,0011	0,052	schwach	K. Birnbaum[1])
49		0,9347	42,5	0,0054	0,0011	—	0,121	stark	
50		0,9376	41,1	0,0054	0,0005	—	0,174	stark	
51		0,9328	43,4	0,0032	0,0005	—	0,114	stark	
52		0,9307	44,4	0,0054	0,0006	—	0,032	stark	
53		0,9036	56,7	0,0055	0,0025	—	0,070	stark	
54		0,9226	48,2	0,0076	0,0022	—	0,085	stark	
55		0,9288	45,3	0,0065	0,0026	Spur	0,051	stark	
56		0,9293	45,1	0,0050	0,0009	—	0,066	stark	
57		0,9288	45,3	0,0043	0,0011	—	0,069	stark	
58		0,9328	43,4	0,0032	0,0011	—	0,062	stark	
59		0,9070	55,2	0,0033	0,0011	—	0,023	kaum	
60		0,9301	44,7	0,0043	0,0011	Spur	0,077	kaum	
61		0,9375	41,1	0,0076	0,0027	Spur	0,109	stark	
62		0,9182	50,2	0,0044	0,0016	—	0,070	stark	
63		0,9347	42,5	0,0054	0,0016	Spur	—	deutlich	
64		0,9312	44,2	0,0054	0,0016	Spur	0,026	deutlich	
65		0,9397	40,0	0,0080	0,0032	0,0006	0,059	deutlich	
66		0,9337	43,0	0,0102	0,0048	0,0011	0,030	kaum	
67		0,9357	42,0	0,0112	0,0022	Spur	0,020	kaum	
68		0,9324	43,6	0,0064	0,0022	Spur	0,050	stark	
								g in 100 g	
69	Schwarzwald. Ernte von 1882	0,9318	43,9	—	—	—	0,067	0,0043	X. Rocques[2])
70	Rupt-aux-Nonnains (Meuse) .	0,9298	44,8	—	—	—	0,026	0,0043	
71	Umgebung von Saint-Dié . .	0,9308	44,4	—	—	—	0,053	0,0034	
72	Umgebung von Baden . . .	0,9328	43,4	—	—	—	0,109	0,0054	
	Luxeuil (Haute-Saône):								
73	Ernte von 1883	0,9366	41,6	0,0053	—	—	0,186	0,0117	
74	„ „ 1884	0,9347	42,5	0,0128	—	—	0,109	0,0068	
75	„ „ 1885	0,9347	42,5	0,0064	—	—	0,083	0,0102	
76	Gemischter Kirschbranntwein .	0,9347	42,5	0,0086	—	—	0,148	0,0047	
77	Schwarzwald. Ernte von 1883	0,9366	41,6	—	—	—	0,144	0,0027	
78	Sainte-Marie-en-Chanois (Haute-Saône)	0,9328	43,4	—	—	—	—	0,0059	
79	1887 gebrannt	0,9344	42,62	0,009	0,002	—	0,141	—	
80	Desgl.	0,9296	44,96	0,009	0,002	—	0,080	—	W. Fresenius[3])
81	1887 gebrannt aus schwarzen Kirschen	0,9182	50,22	0,009	0,002	—	0,102	—	
82	Desgl.	0,9193	49,70	0,009	0,002	—	0,059	—	
83	1885er und 1886er gemischt .	0,9338	42,95	0,023	0,005	—	0,198	—	
84	Aus schwarzen Kirschen gebrannt	0,9262	46,55	0,014	0,002	—	0,093	—	
85	Aus schwarzen nicht veredelten Kirschen gebrannt	0,9240	47,55	0,007	0,001	—	0,070	—	
86	1886 gebrannt aus theilweise rothen Kirschen	0,9327	43,48	0,018	0,005	—	0,210	—	
87	1885 gebrannt aus veredelten Kirschen	0,9246	47,27	0,017	0,011	—	0,050	—	
88	1887 gebrannt	0,9348	42,43	0,011	0,003	—	0,157	—	
89	1883 gebrannt aus schwarzen Kirschen	0,8979	59,17	0,009	0,003	—	0,061	—	
90	Nachlauf 1887er	0,9697	21,54	0,020	0,006	—	0,218	—	
91	1886er Kirschbranntwein aus Rufach	0,9392	40,3	0,0187	—	—	0,0128	0,0048	E. Mohler[4])

[1]) K. Birnbaum, Die Prüfung der Nahrungsmittel u. Gebrauchsgegenstände im Großherzgth. Baden. Stuttgart 1883. S. 96.
[2]) Bull. soc. chim. [2]. 1887. 47. 303.
[3]) Zeitschr. analyt. Chemie 1890. 29. 283.
[4]) Compt. rend. 1891. 112. 53.